Leitfaden Manuelle Therapie

D. Heimann

1	Basiswissen und praktische Tipps	1
2	Handgelenke	35
3	Ellenbogengelenke	73
4	Schulter- und Schultergürtelgelenke	87
5	Fußgelenke	113
6	Kniegelenk	147
7	Hüftgelenk	167
8	Halswirbelsäule (HWS)	175
9	Brustwirbelsäule (BWS)	203
10	Kostotransversalgelenke (KTG)	223
11	Lendenwirbelsäule (LWS)	241
12	Sakroiliakalgelenke (SIG)	259
13	Muskeldehnung	295
14	Adressen	375
	Index	383

Leitfaden
Manuelle Therapie

Autoren: Maike Friedrichsen, Ulla Haeger, Dr. Ulrich Hinkelmann, Dr. Edgar Hinkelthein, Dr. Gerhard Lärm, Jürgen Lawall, Damp
Herausgegeben von Dr. Dieter Heimann, Damp
Lektorat: Dr. Anja Lütke, Marie-Luise Bezzenberger, Ines Mergenhagen
Fotos von Jürgen Lawall, Damp
Grafiken von Susanne Adler, Lübeck
und Gerda Raichle, Ulm
Mit einem Geleitwort von Dr. H. P. Bischoff

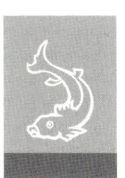

Urban & Fischer Verlag
München • Jena

Zuschriften und Kritik an:
Urban & Fischer Verlag, Lektorat Fachberufe, Karlstraße 45, 80333 München

Wichtiger Hinweis für die Benutzer
Die Erkenntnisse in der Medizin unterliegen laufendem Wandel durch Forschung und klinische Erfahrungen. Herausgeber und Autoren haben große Sorgfalt darauf verwendet, dass die in diesem Werk gemachten therapeutischen Angaben (insbesondere hinsichtlich Indikation, Dosierung und unerwünschten Wirkungen) dem derzeitigen Wissensstand entsprechen. Das entbindet die Nutzer dieses Werkes aber nicht von der Verpflichtung, ihre therapeutischen Entscheidungen in eigener Verantwortung zu treffen.

Die Deutsche Bibliothek – CIP-Einheitsaufnahme
Ein Titelsatz für diese Publikation ist bei
Der Deutschen Bibliothek erhältlich.

Alle Rechte vorbehalten
1. Auflage 1997
2. Auflage 2001
© 2001 Urban & Fischer Verlag • München • Jena

01 02 03 04 05   5 4 3 2 1

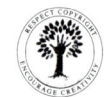

Das Werk einschließlich aller seiner Teile ist urheberrechtlich geschützt. Jede Verwertung außerhalb der engen Grenzen des Urheberrechtsgesetzes ist ohne Zustimmung des Verlages unzulässig und strafbar. Das gilt insbesondere für Vervielfältigungen, Übersetzungen, Mikroverfilmungen und die Einspeicherung und Verarbeitung in elektronischen Systemen.

Um den Textfluss nicht zu stören, wurde bei Patienten und Berufsbezeichnungen die grammatikalisch maskuline Form gewählt. Selbstverständlich sind in diesen Fällen immer Frauen und Männer gemeint.

Herstellung: Ute Landwehr-Heldt, Hildegard Graf
Satz: Medienkontor Lübeck (medienkontor-luebeck.com)
Druck und Bindung: Druckerei Appl, Wemding
Umschlaggestaltung: X-Design, München
Titelgrafik: Christian Weiß, München

Printed in Germany

ISBN 3-437-45261-4

Aktuelle Informationen finden Sie im Internet unter der Adresse: http://www.urbanfischer.de

Geleitwort

Die Manuelle Medizin mit ihren diagnostischen und therapeutischen Möglichkeiten für Ärzte einschließlich der gezielten Manipulation an der Wirbelsäule ist genauso wie die Manuelle Therapie mit ihrer subtilen Befunderhebung und den delegierbaren Anteilen der therapeutischen Möglichkeiten für Physiotherapeuten ein nicht mehr wegzudenkender wesentlicher Bestandteil der Behandlung bei Funktionsstörungen der Bewegungsorgane und ein interdisziplinär genutzter Teil der orthopädischen Schmerztherapie. Seine Anwendung setzt eine qualifizierte Weiterbildung voraus, wie sie gemeinsam von den drei DGMM-Seminaren durchgeführt wird.

Für eine schnelle Orientierung und Auffrischung der Kenntnisse bei der Anwendung sind wie auch in anderen Bereichen die Klinikleitfäden eine wertvolle und viel genutzte Hilfe. Der von meinen Schülern Heimann, Hinkelmann, Lawall und anderen vorliegende Leitfaden Manuelle Therapie wird mit seiner übersichtlichen und klaren Darstellung der Untersuchungs- und Behandlungstechniken diesem Anspruch voll gerecht. Der Leitfaden Manuelle Therapie ist deshalb nicht nur für die Repetition nach abgeschlossener Weiterbildung, sondern auch für die Absolventen der Kurse der anderen Seminare als schneller Zugang auch zu den Techniken des Dr. Karl-Sell-Ärzteseminars zu empfehlen.

Ich wünsche dem vorliegenden Leitfaden eine weite Verbreitung.

Dr. med. H. P. Bischoff

Vorsitzender des Dr. Karl-Sell-Ärzteseminars
der Deutschen Gesellschaft für Manuelle Medizin e.V.

Vorwort

Die funktionellen Störungen am Bewegungsapparat und die engen neurophysiologischen Zusammenhänge zwischen Bewegungsapparat und inneren Organen stellen den Inhalt der Manuellen Medizin dar. Die Diagnostik und die Indikation zur Manuellen Medizin ist Sache der Ärzte, da nur diese durch ihre Ausbildung in der Lage sind, funktionelle Störungen von Störungen mit pathologisch-anatomischem Substrat zu unterscheiden.

Der vorliegende Leitfaden ist als praktischer Leitfaden für die in der Praxis tätigen Ärzte und Physiotherapeuten und die in der Ausbildung befindlichen Manualtherapeuten und Physiotherapieschüler gedacht. Daher wurde auf literarische Zitate und Darstellungen wissenschaftlicher Grundlagen weitgehend verzichtet.

Die Technik der diagnostischen und therapeutischen Griffe ist an die im Dr. Karl-Sell-Ärzteseminar Neutrauchburg gelehrten Techniken eng angelehnt. Herausgeber und Autoren wenden diese Techniken in der Praxis an und lehren sie in den Kursen für Ärzte und Physiotherapeuten. Anhand ihrer Erfahrungen haben Physiotherapeutinnen und Ärzte der REHA-Klinik Damp den Leitfaden zusammengestellt.

Persönliche Erfahrung und ein permanentes Anwenden der diagnostischen und therapeutischen Griffe sind für den Erfolg der Manuellen Medizin in der täglichen Praxis unerlässlich. Ein Leitfaden wie der vorliegende kann nur hinleiten zum richtigen Tun. Er ersetzt weder die persönliche Erfahrung noch das permanente Üben.

Dem praktisch Tätigen soll der Leitfaden eine schnelle, übersichtliche und anschauliche Nachschlagemöglichkeit für seine therapeutische Tätigkeit am Patienten an die Hand geben.

Damp, im Juli 2001   Dr. med. Dieter Heimann

Danksagung

Dem ärztlichen Team der REHA-Klinik Damp, insbesondere Herrn Dr. Ulrich Hinkelmann, Herrn Dr. Edgar Hinkelthein, Herrn Dr. Gerhard Lärm und Herrn Jürgen Lawall sowie den Physiotherapeutinnen Frau Maike Friedrichsen und Frau Ulla Haeger möchte ich für die kritische und konstruktive Zusammenarbeit danken. In den zahlreichen Konferenzen zur Erstellung des Leitfadens wie auch bei den Korrekturen für die 2. Auflage zeigten die Autoren ein außerordentliches Engagement. Texte und Fotografien entstanden in gemeinsamer konstruktiver und kritischer Zusammenarbeit.

Für die reibungslose Umsetzung der Manuskripte in das vorliegende Buch danke ich der Lektorin Frau Ines Mergenhagen sowie den Herstellerinnen Frau Ute Landwehr-Heldt und Frau Hildegard Graf.

Dr. med. Dieter Heimann

Bedienungsanleitung

Der **Leitfaden Manuelle Therapie** ist ein Kitteltaschenbuch für den praktischen Gebrauch vor Ort. Er dient als Nachschlagewerk, das dem praktizierenden Manualtherapeuten einen schnellen Zugriff auf Informationen ermöglichen soll.

Ziel dieses Buches ist es, die nach Gelenken gegliederten Therapiegriffe möglichst ausführlich, anschaulich und praxisbezogen darzustellen. Als Ergänzung zur manuellen Therapie werden in Kapitel 13 Dehntechniken für die einzelnen Muskeln aufgeführt. Im Kapitel 1 finden sich Begriffsdefinitionen und das nötige Hintergrundwissen für die manualtherapeutische Untersuchung und Behandlung. Die wichtigsten manualtherapeutischen Begriffe sind zusätzlich auf der vorderen Umschlaginnenseite erklärt.

Zugangswege zur gewünschten Information
- Auf der zweiten Seite des Leitfadens gibt es eine Übersicht über die Kapitel des Buches. Jedes Kapitel ist mit einem Symbol versehen, das sich im Griffregister an der Seite des Buches wiederfindet
- Vor jedem Kapitel befindet sich auf der Titelseite ein detailliertes Inhaltsverzeichnis, in dem auch die jeweiligen Therapiegriffe aufgeführt sind
- Der Index ermöglicht das Auffinden aller wichtigen Stichworte.

Tipps, Tricks und vermeidbare Fehler sind mit einer Mausefalle gekennzeichnet.

Verweis auf Abschnitte oder Abbildungen, in denen das Stichwort ausführlich dargestellt wird, oder in denen wichtige Ergänzungen stehen.

Griffe, die nur vom Arzt durchgeführt werden dürfen, sind durch ein Stethoskop kenntlich gemacht.

Die Fixationspunkte bei den Therapiegriffen sind in den Abbildungen mit einem Kreis versehen.

In den Abbildungen stellen Pfeile die Mobilisations- bzw. Manipulationsrichtung dar.

Geschlängelte Pfeile zeigen die Richtung eines Vibrationszuges an.

Die in diesem Buch angebotenen Arbeitsanweisungen ersetzen keine Ausbildung oder Anleitung durch erfahrene Kollegen: Die praktische Erfahrung kann durch keine noch so sorgfältig verfasste Publikation ersetzt werden.

1.1	Behandlungsvoraussetzungen	2
1.1.1	Berufliche Qualifikation	2
1.1.2	Arbeitsmittel	4
1.2	Rechtliche Aspekte	5
1.2.1	Rechtslage	5
1.2.2	Verordnung und Abrechnung	5
1.2.3	Aufklärung und Dokumentation	8
1.3	Manualtherapeutische Grundbegriffe	10
1.3.1	Manuelle Therapie	10
1.3.2	Gelenkmechanik	11
1.4	Befunderhebung	15
1.4.1	Anamnese	16
1.4.2	Untersuchung	16
1.4.3	Weitere diagnostische Verfahren	18
1.5	Grundregeln für Untersuchung und Behandlung	19
1.5.1	Extremitäten	19
1.5.2	Wirbelsäule	21
1.5.3	Indikationen der Manuellen Therapie	25
1.5.4	Kontraindikationen der Manuellen Therapie	26
1.5.5	Begleitende Therapiemaßnahmen	27
1.5.6	Zervikalstütze als Hilfsmittel zur funktionellen Therapie der HWS	28
1.6	Osteopathie	30
1.6.1	Parietales System	31
1.6.2	Viszerales System	33
1.6.3	Kraniosakrales System	33

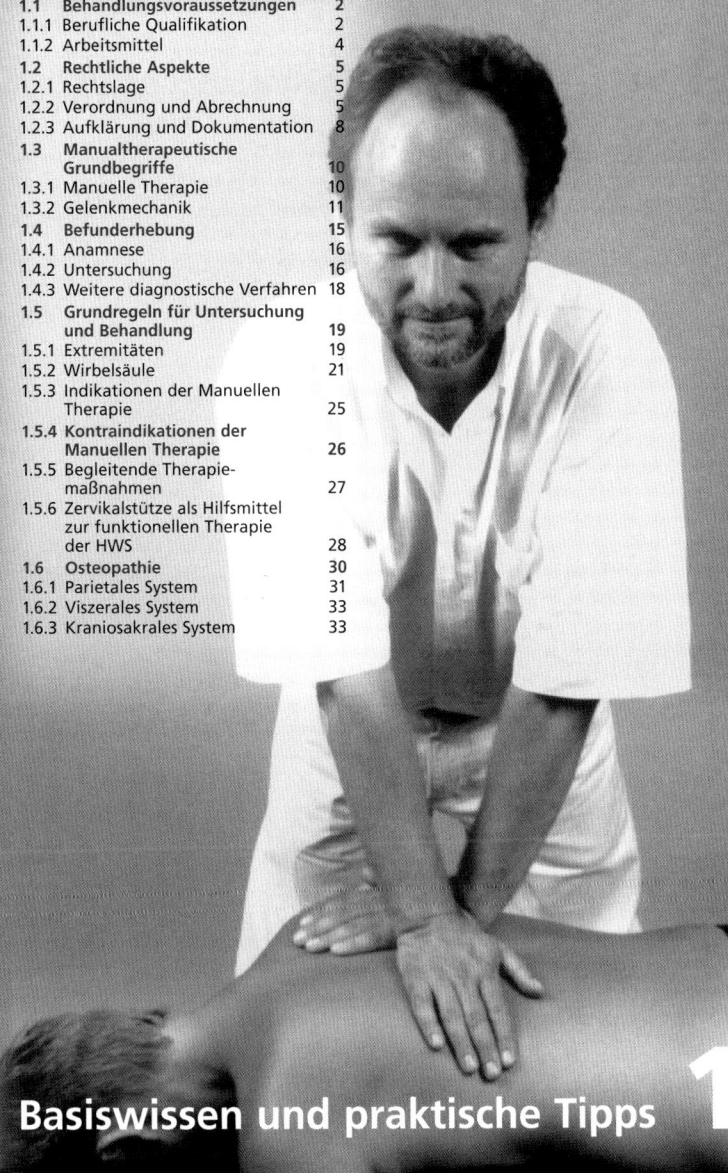

Basiswissen und praktische Tipps 1

1.1 Behandlungsvoraussetzungen

1.1.1 Berufliche Qualifikation

Weiterbildungsträger
Die Weiterbildung für Ärzte und Physiotherapeuten auf dem Gebiet der Manuellen Medizin wird durch drei Ärzteseminare organisiert, die sich zur Deutschen Gesellschaft für Manuelle Medizin (DGMM) e.V. zusammengeschlossen haben:
- Dr. Karl-Sell-Ärzteseminar Neutrauchburg (MWE) e.V., Isny-Neutrauchburg
- Ärzteseminar Berlin (ÄMM) e.V., Berlin
- Ärzteseminar Hamm-Boppard (FAC) e.V., Boppard/Rhein.

Die drei Seminare sind anerkannte Weiterbildungsträger.

Ärzte können im Rahmen der Weiterbildung die Zusatzbezeichnung *„Chirotherapie"* erlangen. Zuständig für die Anerkennung sind die jeweiligen Landesärztekammern.

Physiotherapeuten können im Rahmen der Zulassungserweiterungen für besondere Maßnahmen der physikalischen Therapie das *Zertifikat „Manuelle Therapie"* erwerben. Die Anerkennung erfolgt durch die Spitzenverbände der gesetzlichen Krankenversicherungen.

Ablauf der Weiterbildung für Ärzte und Physiotherapeuten
Für den Erwerb der Bereichsbezeichnung „Chirotherapie" bzw. des Zertifikats „Manuelle Therapie" muss eine vorgeschriebene Anzahl an Kursen absolviert werden. Eingangsvoraussetzung für die Teilnahme an den Manuelle-Therapie-Kursen ist für Ärzte ein abgeschlossenes Medizinstudium mit Approbation, für Physiotherapeuten eine abgeschlossene Ausbildung mit Berufsanerkennung als Physiotherapeut.

Erforderlich ist die Teilnahme an folgenden Kursen:
- Einführungskurs über theoretische Grundlagen und Untersuchungsmethoden manueller Befunderhebung an der Wirbelsäule und an den Extremitätengelenken von mindestens 12 h Dauer für Ärzte und Physiotherapeuten

- Kurs über Untersuchungstechniken, Mobilisationen und Manipulationen an den Extremitätengelenken: 60 h oder zwei Kurse von 36 h Dauer für Ärzte. Muskeldehnungskurs sowie drei Kurse von je 60 h Dauer über Untersuchung und Behandlung der Funktionsstörungen an den Extremitätengelenken und von Muskelfunktionsstörungen für Physiotherapeuten
- Drei Kurse über Untersuchungsmethoden einschließlich radiologischer Gesichtspunkte, Weichteiltechniken, Mobilisationen, gezielte Manipulationen und Übungsbehandlungen an allen Wirbelgelenken von je 60 h oder fünf Kurse von je 36 h Dauer für Ärzte. Drei Kurse von je 60 h Dauer über Untersuchung und Behandlung der Funktionsstörungen an der Wirbelsäule und gestörter motorischer Steuerung für Physiotherapeuten
- *Physiotherapeuten* müssen zusätzlich einen Prüfungsvorbereitungskurs absolvieren.

Die Reihenfolge der Kurse ist innerhalb der einzelnen Seminare festgelegt und muss eingehalten werden, da jeder Kurs ein in sich abgeschlossenes Programm beinhaltet und auf vorausgehende Kurse aufbaut. Der Abstand zwischen Einführungskurs und erstem Technikkurs ist beliebig. Zwischen allen weiteren Kursen muss ein Mindestabstand von 3 Monaten eingehalten werden.

Zertifikatserteilung für Ärzte

Ärzte erlangen die Zusatzbezeichnung „Chirotherapie" bei ihrer zuständigen Ärztekammer durch Vorlage der Kursbescheinigungen und des Zertifikats des jeweiligen Chirotherapieseminars. Das Zertifikat wird mit Abschluss der Kurse nach erfolgreichem Testat erteilt. Bei Beantragung der Zusatzbezeichnung ist eine mindestens zweijährige klinische Tätigkeit nachzuweisen. Darüber hinaus muss der Antragsteller an einem einwöchigen klinischen Kurs in einer durch die Landesärztekammer dafür zugelassenen orthopädischen Abteilung teilgenommen haben. Diese Voraussetzung entfällt bei einer mindestens halbjährigen Weiterbildung im Fach Orthopädie.

Zertifikatserteilung für Physiotherapeuten

Die gesamte Weiterbildung muss innerhalb von 4 Jahren abgeschlossen werden. Nach Absolvieren des Abschlusskurses ist eine Prüfung abzulegen, die aus einem schriftlichen und einem praktischen Teil besteht. Die Abschlussprüfung kann frühestens nach 2 Jahren erfolgen. Das Zertifikat „Manuelle Therapie" für Physiotherapeuten wird nach der Prüfung durch das jeweilige Seminar in Zusammenarbeit mit autorisierten Physiotherapie-Lehrern erteilt.

Tipps & Fallen

Nach dem Examen hört das Lernen in der Manuellen Medizin nicht auf. Die Ausbildungsseminare bieten deshalb regelmäßig Veranstaltungen zur Wissensauffrischung und -vertiefung sowie zur Technikverbesserung an, deren Teilnahme dringend empfohlen wird.

1.1.2 Arbeitsmittel

Die meisten Arbeitstechniken können in der Manuellen Medizin auf normalen Untersuchungsliegen durchgeführt werden. Es gibt jedoch auch spezielle Behandlungsliegen, die eine optimale Patientenlagerung ermöglichen. Eine solche Liege ist folgendermaßen ausgestattet:
- Bewegliches Kopfteil zum Anstellen und Absenken
- Bewegliches Brustteil für die Kyphosierungslagerung
- Beckenteil mit der Möglichkeit der Abfederung
- Höhenverstellbarkeit aller Teile und der Liege insgesamt.

Die Breite der Liege sollte der einer normalen Untersuchungsliege entsprechen. Bei der Positionierung ist zu beachten, dass die Behandlungsliege möglichst frei im Raum steht, damit der Therapeut um sie herumgehen kann.

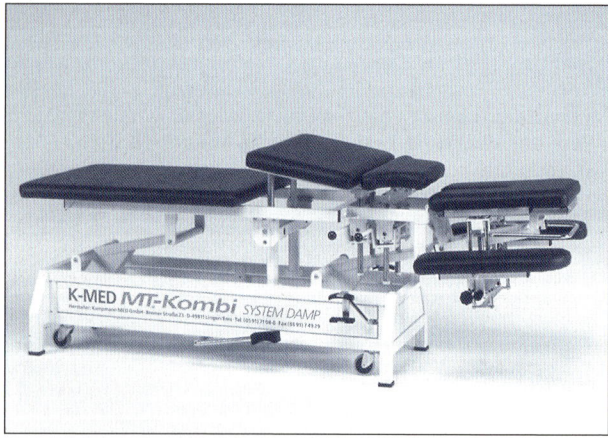

Abb. 1.1: Behandlungsliege

1.2 Rechtliche Aspekte

1.2.1 Rechtslage

Prinzipiell wird zwischen Mobilisations- und Manipulationsbehandlungen unterschieden. **Mobilisationsbehandlungen** (☞ 1.3.1) werden von manualtherapeutisch ausgebildeten Physiotherapeuten und Ärzten gleichermaßen durchgeführt. **Manipulationen** (☞ 1.3.1) gelten in Deutschland tatbestandsmäßig immer als Eingriff in die körperliche Integrität und dürfen deshalb nur von entsprechend qualifizierten Ärzten sowie in gewissem Umfang auch von Heilpraktikern angewandt werden. Für Physiotherapeuten ist die Manipulationsbehandlung im Bereich der Wirbelsäule nach § VIII des Kooperationsvertrages zwischen DGMM-Ärzteseminaren und dem ZVK vom 19.7.94 als unbefugte Ausübung der ärztlichen Heilkunde anzusehen. In anderen europäischen Ländern gilt dies nicht: In der Schweiz z.B. führen entsprechend ausgebildete Physiotherapeuten bereits seit vielen Jahren Manipulationsbehandlungen durch.

1.2.2 Verordnung und Abrechnung

Die ärztliche Verordnung manualtherapeutischer Leistungen sollte präzise Angaben enthalten über

- Diagnose
- Art der Behandlung (Mobilisation, Muskeldehnung etc.)
- Häufigkeit der Behandlung
- Begleitende Maßnahmen
- Therapieziel
- Relevante Begleiterkrankungen (Herzinsuffizienz, Osteoporose etc.) und bekannte strukturelle Veränderungen (Röntgenbefunde, Operationsbefunde etc.).

Bei Verordnungen, die nicht die benötigten Informationen enthalten, Rücksprache mit dem verordnenden Arzt nehmen.

> **Dr. Robert Richtgrad**
> Facharzt für Orthopädie
>
> 33333 Knochen, Bruchgilde 24
>
> Rp. Knochen.den
>
> 6X Manuelle Therapie zur Mobilisierung des rechten SIG und Korrektur muskulärer Imbalance
>
> Dgn.: Statisch induzierte muskuläre Dysbalance mit Neigung zur SIG-Blockierung re. u. dysharmonischem Gangbild bei Beinverlängerung von 1,5 cm nach kindl. Oberschenkelfraktur

Abb. 1.2: Rezept

Abrechnung Ärzte

Um manualtherapeutische Leistungen abrechnen zu können, muss die Zusatzbezeichnung „Chirotherapie" (☞ 1.1.1) vorliegen. Die Behandlungen werden je nach privater oder gesetzlicher Krankenversicherung des Patienten unterschiedlich abgerechnet.

Gesetzliche Krankenversicherung (GKV)

Die Abrechnung erfolgt nach EBM (einheitlicher Bewertungsmaßstab). Abrechnungsziffern sind:
- **3210:** „Gezielter chirotherapeutischer Eingriff an der Wirbelsäule, einschließlich Dokumentation der Funktionsanalyse, ggf. einschließlich der Leistungen nach Nr. 3211"
- **3211:** „Gezielter chirotherapeutischer Eingriff an einem oder mehreren Extremitätengelenken, einschließlich Dokumentation der Funktionsanalyse".

Sind im Ausnahmefall mehr als zwei Behandlungen nach den Ziffern 3210 und 3211 notwendig, so ist dies ausführlich zu begründen. Eine solche Begründung muss präzise Informationen über Segmenthöhe, Blockierungsrichtung sowie muskuläre, vegetative und neurologische Begleiterscheinungen enthalten.

Zusatzleistungen, die im Rahmen manualtherapeutischer Behandlungen erfolgen, können ebenfalls abgerechnet werden. Hierzu gehören Massagen und die Durchführung, Anleitung oder Kontrolle von Übungsbehandlungen. Der abrechnende Arzt muss gegenüber seiner Kassenärztlichen Vereinigung nachweisen, dass die Behandlungen nach den vertraglichen Bestimmungen von einer qualifizierten Fachkraft durchgeführt worden sind. Abrechnungsziffern sind
- **524:** „Massage lokaler Gewebeveränderungen eines oder mehrerer Körperteile und/oder Bindegewebsmassage, Periostmassage, Kolonmassage, manuelle Lymphdrainage"
- **505:** „Gezielte und kontrollierte Übungsbehandlung bei gestörter Gelenk- und/oder Muskelfunktion, ggf. mit Anwendung von Geräten".

Private Krankenversicherung

Manualtherapeutische Behandlungen werden nach dem Regelwerk der GOÄ (Gebührenordnung für Ärzte) abgerechnet. Abrechnungsziffern sind
- **3305:** „Chiropraktische Wirbelsäulenmobilisierung"
- **3306:** „Chirotherapeutischer Eingriff an der Wirbelsäule".

Manipulationen im Bereich der Iliosakralgelenke sind als Wirbelsäulenbehandlungen anzusehen. Manualtherapeutische Eingriffe im Bereich der Extremitäten werden analog zur Wirbelsäulenbehandlung abgerechnet.

Auch krankengymnastische Behandlungen können im Regelwerk der GOÄ abgerechnet werden. Abrechnungsziffern sind
- **510:** „Übungsbehandlungen, auch mit Anwendung medico-mechanischer Apparate"
- **507:** „Krankengymnastische Teilbehandlung als Einzelbehandlung, einschließlich der erforderlichen Massagen".

Wird im Rahmen der manualtherapeutischen Behandlung eine Massage durchgeführt, erfolgt die Abrechnung nach den Ziffern
- **520:** „Teilmassage" bzw.
- **521:** „Großmassage".

Beratungsleistungen sind in den Behandlungsziffern für die Chirotherapie nicht enthalten.

Abrechnung Physiotherapeuten

Das Zertifikat „Manuelle Therapie" für Physiotherapeuten wird nach der Prüfung durch das jeweilige Ärzteseminar erteilt (☞ 1.1.1) und berechtigt zur Abrechnung mit einem höheren Gebührensatz. Den Krankenkassen muss hierzu ein formloser Antrag und eine Fotokopie des Zertifikats vorgelegt werden. Der Gebührensatz ist für die einzelnen Bundesländer unterschiedlich.

1.2.3 Aufklärung und Dokumentation

Der Patient muss über den manualtherapeutischen Eingriff und dessen Risiken in einem individuellen Gespräch aufgeklärt werden. Hierbei ist die geistige Aufnahmefähigkeit und das individuelle Risikoprofil des Patienten zu berücksichtigen. Neben der regelmäßig vorzunehmenden Verlaufs-, Prognose- und Sicherheitsaufklärung sollte insbesondere auf die Behandlungsrisiken eingegangen werden. Die Aufklärung und die Einwilligung des Patienten müssen dokumentiert werden, nur dann ist der Eingriff rechtlich zulässig.

- Das Ziel einer gut geführten Aufklärung ist die Information des Patienten, ohne diesen zu verunsichern
- Eine Aufklärung, die den Patienten ängstigt, führt zu einer Erhöhung des Muskeltonus, die eine manualmedizinische Behandlung erschweren kann
- Die Kriterien der Rechtsprechung zur Rechtzeitigkeit der ärztlichen Aufklärung müssen berücksichtigt werden: Zwischen der Aufklärung und dem Eingriff soll ein angemessener Zeitraum liegen, damit der Patient seine Entscheidung abwägen kann. Bei der ambulanten Behandlung ist die Aufklärung am Behandlungstag ausreichend, wenn der Patient hinreichend überlegen und frei entscheiden kann
- Die Aufklärung muss dokumentiert werden, der Zeugenbeweis ist zu unsicher. Die Beweispflicht liegt beim Arzt!
- Die Dokumentation muss zeitnah, ausreichend und nachvollziehbar sein

- Verzichtet der Patient auf Aufklärung, so sollte der Arzt sich dies schriftlich von ihm bestätigen lassen
- Die Aufklärung des Patienten darf nicht auf den formaljuristischen Vorgang reduziert werden, sondern sollte eine Synthese aus Sachkenntnis und ärztlichem Einfühlungsvermögen sein.

Bei der manualmedizinischen Behandlung der Wirbelsäule gibt es einige wenige methodenspezifische Risiken, die auch mit größter ärztlicher Sorgfalt nicht restlos zu beherrschen sind und welche unter Umständen die Lebensführung des Patienten schwerwiegend beeinträchtigen können. Über diese Risiken muss der Patient unabhängig von deren Häufigkeit entsprechend den Anforderungen der Rechtsprechung aufgeklärt werden.

- An der Wirbelsäule können bei vorgeschädigten Bandscheiben und klinisch stummen Bandscheibenvorfällen nach dem manualmedizinischen Eingriff radikuläre Symptome auftreten (Gelegenheitsursache)
- Zu den extrem seltenen Risiken zählen bei Eingriffen an der Halswirbelsäule Schädigungen im vertebro-basilären arteriellen System. Die Folgen derartiger Gefäßkomplikationen reichen von einer leichten, vorübergehenden Schwindelsymptomatik bis hin zu bleibenden Hirnschäden und zum Tod. Komplikationen im vertebro-basilären arteriellen System treten nach dem derzeitigen Stand der medizinischen Wissenschaften in einer Häufigkeit von 1 : 400.000–2.000.000 auf
- Bei der manualmedizinischen Behandlung an den Extremitäten sind derzeit keine eingriffspezifischen Risiken bekannt, die einer Aufklärung bedürfen.

 Tipps & Fallen

Chirotherapeutische „Überraschungsbehandlungen" ohne vorherige Aufklärung bergen ein erhebliches medizinisches und rechtliches Risiko in sich.

1.3 Manualtherapeutische Grundbegriffe

1.3.1 Manuelle Therapie

Die Manuelle Therapie (Synonym: Chirotherapie) ist nach H. P. Bischoff die auf einer gezielten Diagnostik aufbauende funktionelle Therapie, welche durch Mobilisations- und Manipulationstechniken (s.u.) auf ein in seiner Funktion reversibel gestörtes Gelenk der Extremitäten oder auf ein Bewegungssegment der Wirbelsäule einwirkt. Das Behandlungssubstrat ist die Blockierung (☞ 1.3.2). Die Manuelle Therapie wird unterstützt durch vorbereitende, begleitende oder nachfolgende physikalisch-therapeutische, krankengymnastische und auch medikamentöse Maßnahmen.

Mobilisation ☞ 1.5.1

Die Mobilisation wird im Rahmen von Gelenkfunktionsstörungen zur Verbesserung der Beweglichkeit eingesetzt. Sie besteht aus passiven wiederholten Bewegungen in die eingeschränkte Bewegungsrichtung. Zu den Mobilisationstechniken der Manuellen Medizin gehören die Traktion und das Gleiten (s.u.).

Traktion

Unter Traktion versteht man einen senkrecht zur Gleitfläche erfolgenden Längszug, der zur Separation der Gelenkpartner führt. Es werden insgesamt 3 Stufen unterschieden:
- *I Lösen:* Aufhebung der Kohäsions- und der muskulären Kompressionskräfte
- *II Straffen:* Straffung des Kapsel-Band-Apparates
- *III Dehnen:* Dehnung der Weichteile im kollagenen Belastungsbereich.

Die Traktion bewirkt eine Dehnung bei Schrumpfungen des Kapsel-Band-Apparates und Muskelverkürzungen. Darüber hinaus führt sie zu einer Entlastung der Gelenkflächen. Die durch Traktion erzeugte Vorspannung ist in der Regel Ausgangsstellung für Gleitbewegungen und Manipulationen (s.u.).

Gleitmobilisation

Das parallele Verschieben der Gelenkflächen gegeneinander wird als Gleitmobilisation bezeichnet. Bei Blockierungen (☞ 1.3.2) bewirkt die Gleitmobilisation eine Wiederherstellung des Gelenkspiels. Schrumpfungen des Kapsel-Band-Apparates und Muskelverkürzungen werden gedehnt. Gleitrichtung und Traktionsrichtung stehen immer senkrecht aufeinander.

Manipulation ☞ 1.5.2

Manipulationen sind Behandlungstechniken, bei denen versucht wird, Blockierungen (☞ 1.3.2) eines Gelenks durch einen kurzen gezielten Bewegungsimpuls zu beheben. Die Manipulation wird insbesondere bei Gelenkblockierungen im Bereich der Wirbelsäule eingesetzt, während bei den Extremitätengelenken Mobilisationsbehandlungen im Vordergrund stehen.

1.3.2 Gelenkmechanik

Gelenkspiel

Das Gelenkspiel („joint play") ist definiert als die Summe der möglichen passiven Bewegungen mit Ausnahme der Funktionsbewegungen. Es wird geprüft über eine Distraktion der Gelenkflächen und durch translatorisches paralleles Gleiten (☞ 1.3.1) in allen Ebenen. Das Gelenkspiel ist für die reibungslose Gelenkfunktion notwendig, wie das minimale Spiel, das eine Schublade in allen Richtungen benötigt, um frei zu gleiten.

Normobilität

Unter Normobilität versteht man die altersentsprechende, physiologische Beweglichkeit eines Gelenks.

Hypomobilität

Die Einschränkung der Gelenkbeweglichkeit wird als Hypomobilität bezeichnet. Diese kann durch funktionelle oder strukturelle Veränderungen an den Gelenkflächen oder im Weichteilmantel bedingt sein. Die Blockierung (s.u.) ist eine Form der Hypomobilität.

Blockierung

Die Blockierung ist definiert als ein Zustand reversibel gestörter Gelenkfunktion im Sinne einer Bewegungseinschränkung.

Sie kann bei jeder strukturellen Gelenk- oder Wirbelsäulenerkrankung in den betroffenen oder den benachbarten Bewegungseinheiten auftreten. Auch an morphologisch intakten Gelenken entstehen Blockierungen, wenn diese akut oder chronisch in unphysiologischer Stellung belastet werden. Mit zunehmendem Alter nimmt die Kompensationsfähigkeit für unphysiologische Belastungen auf Grund der fortschreitenden Degenerationsprozesse ab. Die Blockierung ist häufig die erste Störung in einem arthrotischen Gelenk.

Bei einer Blockierung ist das Gelenkspiel in einer oder mehreren Richtungen beeinträchtigt, aber nie ganz aufgehoben. Die zum Gelenk gehörende Muskulatur ist auf Grund neurophysiologischer Verbindungen entsprechend der Richtung der Bewegungseinschränkung verspannt. Ebenso kann die Funktion der dem Gelenk segmental zugeordneten Gewebe und inneren Organe beeinträchtigt sein.

Als mögliche Ursachen für eine Blockierung werden angenommen:
- Pathologische Veränderungen der Gelenkflächen, z.B. durch Überlastung, Traumen, Entzündung, Bewegungsmangel oder Stoffwechselstörungen
- Verspannungen oder Verkürzungen der zum Gelenk gehörigen Muskulatur
- Nozizeptive Afferenzen bei akuten Fehlbelastungen
- Nozizeptive Afferenzen aus inneren Organen, die zu einem muskulären Hartspann führen.

Im Rahmen eines viszerovertebralen Reflexgeschehens sind Blockierungen unter Umständen das erste und einzige klinische Korrelat einer viszeralen Erkrankung. Eine koronare Herzkrankheit kann sich z.B. erstmalig als Blockierung an der BWS zeigen.

Psychische Belastungen führen gelegentlich zu rezidivierenden Blockierungen im Zervikalbereich.

Tipps & Fallen
- Die Blockierung ist die einzige Indikation für die Manipulation
- Die Diagnose einer Blockierung ist zunächst eine Arbeitshypothese. Erst die erfolgreiche Probebehandlung sichert die Diagnose
- Eine Blockierung, die sich nicht lösen lässt, ist keine Blockierung
- Eine schmerzhafte Blockierung, die nach erfolgreicher Behandlung kurzfristig rezidiviert, muss hinsichtlich ihrer Ätiologie abgeklärt werden.

Hypermobilität

Eine über das physiologische Maß hinausgehende Gelenkbeweglichkeit wird als Hypermobilität bezeichnet. Ursachen für eine vermehrte Gelenkbeweglichkeit können angeborene Abweichungen bzw. erworbene strukturelle oder funktionelle Veränderungen an den Gelenkflächen oder im Weichteilmantel sein.

Instabilität

Unter Instabilität versteht man eine pathologisch vermehrte Beweglichkeit der Gelenkkörper gegeneinander mit Insuffizienz des zugehörigen Kapsel-Band-Apparates.

Anschlag

Physiologischer Anschlag

Der physiologische Anschlag ist die Grenze, bis zu der ein Gelenk normalerweise *aktiv* bewegt werden kann.

Anatomischer Anschlag

Nach Überschreiten des physiologischen Anschlags (s.o.) kann das Gelenk *passiv* weiter bewegt werden. Dies erfolgt meist gegen zunehmenden Widerstand durch Muskeln und Kapsel-Band-Apparat. Die Grenze der passiven Bewegung wird als anatomischer Anschlag bezeichnet.

Pathologischer Anschlag

Ist ein Gelenk in seiner Funktion gestört, kommt es zu einer Verminderung des Bewegungsausschlages. Die Grenze der frühzeitig gehemmten Bewegung ist der pathologische Anschlag. Charakteristischerweise ist der pathologische Anschlag unelastisch.

Endgefühl

Jedes Gelenk besitzt bei aktiver Bewegung einen physiologischen Anschlag (s.o.), der normalerweise passiv bis zum anatomischen Anschlag (s.o.) überschritten werden kann. Der Widerstand zwischen physiologischem und anatomischem Anschlag wird auch als Endgefühl (Cyriax, 1969) bezeichnet. Das Endgefühl, welches beim Gesunden immer elastisch ist, kann in unterschiedliche Qualitäten eingeteilt werden.
- *Weich elastisch*, z.B bei der Ellenbogenbeugung: Begrenzung der Bewegung durch muskuläre Strukturen
- *Fest elastisch*, z.B. bei Pro- und Supination des Unterarms: Begrenzung der Bewegung durch ligamentäre Strukturen im Radioulnargelenk

- *Hart elastisch*, z.B. bei der Ellenbogenstreckung: Begrenzung der Bewegung durch Knorpel- und Knochenstrukturen.

Unter normalen Bedingungen ist das Endgefühl im Seitenvergleich identisch. Eine pathologisch eingeschränkte Gelenkbeweglichkeit führt zu einer veränderten Qualität des Endgefühls:
- *Hart* bei knöchernen Veränderungen
- *Hart-elastisch* bei Narben
- *Unelastisch* bei Blockierungen oder muskulären Verspannungen.

Konvex-Konkav-Regel

Die „Konvex-Konkav-Regel" nach Kaltenborn leitet die Behandlungsrichtung bei eingeschränkter Gelenkbeweglichkeit aus der Form der Gelenkflächen her.

Ist der distale Gelenkpartner konkav und der proximale konvex (z.B. Fingergelenke), so liegt der Drehpunkt des Gelenks hinter dem Gelenkspalt (proximal). Hieraus folgt, dass die Gleitbewegung des distalen Gelenkpartners in der gleichen Richtung wie die Funktionsbewegung verläuft. Bei einer Störung des Gelenkspiels wird in die Richtung der eingeschränkten Gleitbewegung mobilisiert.

Gelenke mit einem distal konvexen und proximal konkaven Gelenkpartner (z.B. Schultergelenk) haben ihren Drehpunkt vor dem Gelenkspalt (distal). Daher sind die Gleitrichtung des distalen Gelenkpartners und die Funktionsrichtung gegenläufig.

Verriegelung

Unter Verriegelung versteht man die Gelenkstellung, in welcher Kapsel und Weichteile maximal gestrafft sind und die Gelenkpartner den größtmöglichen Kontakt haben. Die Verriegelung dient in der Manuellen Therapie dazu, unerwünschte Mitbewegungen in den nicht zu behandelnden benachbarten Gelenken und Segmenten zu vermeiden.

1.4 Befunderhebung

Die Diagnostik in der manuellen Medizin birgt methodenspezifische Besonderheiten, die man kennen sollte.

Da manualmedizinische *Befunde subjektiv und variabel* sind, werden hohe Ansprüche an die Feinfühligkeit und die sensorische Fähigkeit des Untersuchers gestellt. Es gibt z.B. kein absolutes Maß für weich, fest und hart, gut beweglich oder schlecht beweglich. Die vielfältigen subjektiven Abstufungen sind abhängig vom jeweiligen Zustand des Untersuchers und der Beziehung zwischen Patient und Untersucher. In der Bewertung des Befundes durch den Untersucher spielen dabei die Erwartung und assoziative Erinnerungen eine wesentliche Rolle.

Es ist zu beachten, dass Befunde in der manuellen Medizin *flüchtige Befunde* sind, die sich während der Untersuchung verändern können. Ein Beispiel hierfür ist das Aufweichen einer festen Konsistenz unter dem palpierenden Finger, so dass mehrere Untersucher oft unterschiedliche Befunde erheben.

Die manualmedizinische Untersuchung sollte grundsätzlich im Seitenvergleich erfolgen. Hierbei muss jedoch berücksichtigt werden, dass bei paarig angelegten Gelenken nicht immer symmetrische Bewegungsausschläge die Regel sind.

Die Ursache einer einseitigen Einschränkung der segmentalen Beweglichkeit kann funktionell, physiologisch oder strukturell bedingt sein. Mit Hilfe der manuellen Diagnostik ist eine präzise *Zustandsbeschreibung der Funktion* möglich, während Hinweise auf die Struktur nur bedingt geliefert werden und die Ursache offen bleibt.

Wenn diese Grenzen bekannt sind, ist die manualmedizinische Diagnostik eine sinnvolle und wichtige Methode, die jedoch immer im Kontext mit der klassischen medizinischen Diagnostik stehen sollte.

1.4.1 Anamnese

Eine gute Anamnese kann wesentlich zur Aufklärung des Krankheitsbildes beitragen. Wichtige Informationen für den Manualtherapeuten sind:
- Zeitpunkt des Schmerzbeginns
- Gelegenheit, bei der die Schmerzen erstmalig wahrgenommen wurden
- Schmerzverlauf (akut, chronisch, kontinuierlich, intermittierend)
- Schmerzcharakter (brennend, stechend, „elektrisierend", dumpf)
- Begleitumstände der Schmerzen (Belastungsschmerz, Spontanschmerz, Körperhaltung, Tageszeit)
- Bewegungseinschränkungen
- Sensibilitätsstörungen
- Vegetative Störungen (Veränderung der Hautfarbe, Berührungsempfindlichkeit, Temperaturveränderungen, Schwellungen, Hautveränderungen)
- Infektionen
- Medikamenteneinnahme (z.B. Kortison)
- Berufsanamnese
- Sport- und Freizeitverhalten
- Unfallanamnese
- Frühere Erkrankungen und Operationen
- Familienanamnese (Stoffwechselerkrankungen, Tumorleiden, Erbkrankheiten).

1.4.2 Untersuchung

Inspektion

Den Sichtbefund des Gelenks und der das Gelenk umgebenden Strukturen möglichst im Seitenvergleich durchführen. Hierbei insbesondere auf folgende Punkte achten:
- Schwellung
- Rötung
- Hautveränderungen über dem Gelenk wie Vernarbungen, Verdickungen oder Verfärbungen
- Fehlstellungen und Deformierungen
- Muskelatrophie, -hypertrophie
- Narben
- Kontrakturen.

Palpation

Durch das Ertasten der Gelenkstrukturen können Informationen gewonnen werden über
- Schmerzpunkte
- Weichteilschwellung
- Kapselschwellung
- Erguss
- Temperatur
- Muskeltonus
- Tumor
- Veränderungen der Hautstruktur.

Bewegungsprüfung

- An den Gelenken im Seitenvergleich eine aktive und passive Bewegungsprüfung durchführen
- Während der passiven Bewegungsprüfung insbesondere auf die Qualität des Endgefühls (☞ 1.3.2) achten
- Die Bewegungsumfänge nach der Neutral-Null-Methode registrieren
- Bei der Bewertung altersgemäße Bewegungsunterschiede berücksichtigen.

Muskelfunktion und Bandführung

Um eine Aussage über die aktive und passive Sicherung sowie über die Führung der Gelenke zu erhalten, müssen Kraft, Tonus, Verkürzung und Stabilität der zum Gelenk gehörigen Muskeln und Bänder im Seitenvergleich geprüft werden.

Kapselmuster

Liegt die Ursache für eine Bewegungseinschränkung im Gelenk selbst, so ist die Gelenkbeweglichkeit in charakteristischer Weise verändert: Die Bewegungen des betroffenen Gelenks sind in einer ganz bestimmten Reihenfolge unterschiedlich stark eingeschränkt. Das Verhältnis der Bewegungseinschränkungen zueinander wird auch als Kapselmuster (Cyriax, 1969) bezeichnet. So ist z.B. beim Kapselmuster der Schulter die Außenrotation am stärksten eingeschränkt, gefolgt von Abduktion und Innenrotation. Die für das jeweilige Kapselmuster typischen Bewegungseinschränkungen werden bei der passiven Bewegungsprüfung des Gelenks erfasst.

Gelenkspiel

Die Prüfung des Gelenkspiels (☞ 1.3.2) im Seitenvergleich ist eine spezifische manualtherapeutische Untersuchung, um Gelenkblockierungen festzustellen:
- Zunächst aus der Ruhestellung eine Traktion durchführen, um die Nachgiebigkeit des Kapsel-Band-Apparates zu prüfen. Bei Blockierungen ist die Elastizität vermindert oder aufgehoben
- Anschließend das translatorische Gleiten durch Schub in die möglichen Gelenkspielrichtungen untersuchen. Liegt eine Blockierungen vor, so zeigt sich vorzeitig ein fest-elastischer Anschlag, über den hinaus nicht weiter gefedert werden kann
- Wenn das translatorische Gleiten weich und rhythmisch federnd in die gestörte Richtung durchgeführt wird, kann der Widerstand unter Umständen allmählich nachlassen, so dass sich die Blockierung löst. Diagnostische und therapeutische Technik gehen in diesem Fall ineinander über.

1.4.3 Weitere diagnostische Verfahren

Es gibt kein technisches Untersuchungsverfahren, mit dem Störungen des Gelenkspiels bzw. Blockierungen dargestellt werden können. Alle Verfahren dienen primär dazu, Kontraindikationen auszuschließen oder auf mögliche Gefahrenmomente bei der Durchführung der Behandlung aufmerksam zu machen.

Bildgebende Verfahren

Nativ-Röntgen

Ausschluss frischer Traumen, Tumoren und Metastasen, knöcherner Entwicklungsstörungen und Missbildungen, entzündlicher Prozesse, schwerer Formen der Osteoporose und eines Morbus Sudeck im frühen Stadium.

Hinweise auf Funktionsstörungen im Sinne von Blockierungen sind nicht zu erwarten. Allerdings kann die Röntgenfunktionsdiagnostik der Hals- und der Lendenwirbelsäule zur Diagnostik segmentaler hyper- und hypomobiler Störungen und zum Nachweis von Instabilitäten beitragen.

Weitere technische Untersuchungsverfahren

Sonographie, Computertomographie, MRT, Densitometrie, Tomographie, Szintigraphie, Arthrographie.

Laboruntersuchungen

Das Labor bietet insbesondere bei Verdacht auf entzündliche Prozesse oder Tumoren wichtige Zusatzinformationen.

Hilfreiche Untersuchungen sind:
- BSG, kleines Blutbild, Urinstatus
- Ggf. CRP, Gesamteiweiß, Eisen, Serumphosphatase, alkalische Phosphatase, Elektrophorese, Rheumafaktoren, Tumormarker, Hämoccult.

1.5 Grundregeln für Untersuchung und Behandlung

1.5.1 Extremitäten

Ausgangsstellung des Patienten
- Den Patienten so setzen, stellen oder legen, dass das Gelenk bzw. die Extremität ohne muskuläre Gegenspannung des Patienten untersucht und behandelt werden kann
- Gelenke in der aktuellen Ruhestellung untersuchen und behandeln
- Die Ängste, die Schmerzen und insbesondere auch das Schamgefühl des Patienten beachten.

Ausgangsstellung des Therapeuten
- Eine bequeme, rückenschonende Haltung einnehmen
- Untersuchungs- und Behandlungstechniken müssen aus der Ausgangsstellung heraus ohne große Mühe durchführbar sein
- Bei Einnehmen der Ausgangsstellung daran denken, dass sich Untersuchungs- und Behandlungstechniken unter Umständen über einen längeren Zeitraum erstrecken
- Um Sicherheit bei der Griffanlage bemühen. Hierdurch wird dem Patienten Vertrauen vermittelt und er kann sich besser entspannen.

Handanlage

- Definitionsgemäß ist die *proximale* Hand *Haltehand* und die *distale* Hand *Mobilisationshand*
- Beide Hände immer möglichst nahe am Gelenkspalt anlegen, um eine Hebelwirkung zu vermeiden.

Mobilisationstechnik ☞ 1.3.1

- Bei der Mobilisation in einem Gelenk immer auf die Fixation des zugehörigen Gelenkpartners achten
- Prinzip ist die schmerzfreie Mobilisation
- Mobilisationen erfolgen grundsätzlich in die gestörte Gelenkspielrichtung. Treten hierbei Schmerzen auf, zunächst so lange in die freie Richtung mobilisieren, bis kleine Bewegungen auch in die blockierte Gelenkspielrichtung schmerzfrei möglich sind
- Traktionen in den Stufen Lösen → Straffen → Dehnen ausführen
- Translationen erfolgen immer nach einer lösenden Traktion aus gehaltener Vorspannung. Die Gleitbewegungen mit sehr kleinen Schüben weich und rhythmisch-federnd durchführen
- Mit geringer Geschwindigkeit und zunehmender Amplitude mobilisieren.

Manipulationstechnik ☞ Mobilisationstechnik

- Manipulationen immer in die freie Richtung durchführen
- Aus gehaltener Vorspannung einen Impuls mit kleiner Kraft, kurzer Zeit und kurzem Weg geben.

Behandlungsreihenfolge in der manuellen Extremitätenbehandlung:
Traktion → Mobilisation der Gelenkspielstörung → Behandlung der gestörten Funktionsbewegung.

Erleichterungstechniken ☞ 1.5.2

Überprüfen des Therapieerfolges ☞ 1.5.2

1.5.2 Wirbelsäule

Dreischritt-Diagnostik

Die Dreischrittdiagnostik ist eine zuverlässige Methode, um eine Blockierung im Bereich der Wirbelsäule zu diagnostizieren. Man versteht darunter
- Erfassen von Irritationspunkten und Insertionszonen
- Segmentale Überprüfung der Mobilität (Hypomobilität, Normobilität, Hypermobilität)
- Untersuchung des funktionellen Verhaltens einer segmentalen Irritation.

Tipps & Fallen

Die Manipulation eines Wirbelsegments ist nur erlaubt, wenn alle Untersuchungen der Dreischritt-Diagnostik einen positiven Befund ergeben.

Diagnostik der Irritationspunkte

Zusammen mit Anamnese und Klinik lassen Irritationspunkte Rückschlüsse auf eine funktionelle segmentale Störung am Wirbelgelenk zu. Es handelt sich hierbei um Strukturverdickungen, die bei Blockierungen im Bereich der Wirbelsäule regelmäßig auftreten und als bohnen- bis pflaumengroße Verhärtungen getastet werden.

Die Palpation der Irritationspunkte erfolgt
- in Höhe der Wirbelsegmente
- einen Querfinger lateral der Dornfortsatzreihe
- in der Tiefe der autochthonen Muskulatur.

Für C1 und das SIG gelten hiervon abweichende Palpationspunkte (☞ 8.1 bzw. 12.1). Eine weitere Besonderheit im Bereich der HWS sind die Insertionszonen nach Sell entlang der Linea nuchae am Hinterhaupt (☞ 8.1).

Segmentale Hypomobilität

Nach dem Erfassen der Irritationspunkte wird geprüft, ob das Gelenkspiel der Wirbel (nicht der Teilgelenke) in einzelnen Richtungen Bewegungsstörungen aufweist. Bei Patienten mit einem kurzen dicken Hals oder bei Verspannungen der lumbalen paravertebralen Muskulatur sind segmentale Hypomobilitäten häufig schwer zu erfassen.

In einigen Fällen, wie z.B. bei C1 (☞ 8.1), wird die Gelenkfunktion direkt überprüft. Das Ergebnis kann in der Regel auf die gestörte Bewegungsrichtung übertragen werden.

Funktionelles Verhalten der segmentalen Irritation

Irritationspunkte verändern sich funktionell und sind nach Wegfall der Störung nicht mehr vorhanden:
- Verstärkung = Vergrößerung des Umfanges, Zunahme der Konsistenz und der Schmerzhaftigkeit des Irritationspunktes bei Bewegung in die gestörte Richtung
- Abschwächung = Abnahme des Umfanges, der Konsistenz und der Schmerzhaftigkeit des Irritationspunktes bei Bewegung in die freie Richtung.

Die Prüfung des funktionellen Verhaltens eines Irritationspunktes ist der wichtigste Schritt zur Sicherung der Diagnose „Blockierung".
- Unter konstanter Palpation des Irritationspunktes Funktionsbewegungen des Wirbels durchführen
- Bei der Prüfung sämtliche segmentalen Bewegungsrichtungen berücksichtigen. Am wichtigsten ist meist die Rotation.

Diagnose und Therapie lassen sich nach einer einfachen Formel dokumentieren.

Beispiel: C_{4+} *re lo* $\xrightarrow{P}$ C_4 *li ky* bedeutet, dass es rechtsseitig von C_4 einen Irritationspunkt gibt, der bei Rechtsrotation von C_4 und Lordosierung der HWS verstärkt wird. Nach einem Probezug (s.u.) folgt bei eingestellter Kyphosierung der HWS eine linksrotatorische Manipulation.

C_{4+} re lo $\xrightarrow{P}$ C_4 li ky

+ = Irritationspunkt

lo = lordosierungsempfindlich

re = rotationsempfindlich

P = nach durchgeführtem Probezug

li = linksrotatorisch

ky = bei eingestellter Kyphosierung.

Ausgangsstellung des Patienten

- Der Patient soll bequem und entspannt sitzen oder liegen. Abwehrspannungen können die Untersuchung und Behandlung behindern oder sogar unmöglich machen
- Untersuchungs- und Behandlungstechniken an der Wirbelsäule können in der Manuellen Medizin in der Regel auf normalen Untersuchungsliegen durchgeführt werden, besser ist jedoch eine spezielle Behandlungsliege (1.1.2)
- Den Patienten so setzen oder legen, dass der zu behandelnde Wirbelsäulenabschnitt gut zugänglich ist.

Ausgangsstellung des Therapeuten 1.5.1

Handanlage

Aufnahme des Tiefenkontaktes

Bevor ein Gelenk mobilisiert oder manipuliert wird, muss der Therapeut einen unverrückbaren Kontakt am Gelenkpartner herstellen.

- Die Hand mit dem jeweiligen Ansatzpunkt am Gelenkpartner anlegen. Hierbei auf möglichst große Nähe zum Gelenkspalt achten
- Die Weichteile so verschieben, dass sich der Ansatzpunkt der Hand maximal nah am Knochen befindet. Bei späterem Druck oder Schub in die Manipulationsrichtung sollte ein Verschieben von Weichteilen nicht mehr möglich sein
- Den aufgenommenen Tiefenkontakt während der Mobilisation bzw. Manipulation nicht mehr verändern.

Aufnahme der Vorspannung

Um Traumatisierungen durch einen weiten Manipulationsweg zu vermeiden, muss eine Vorspannung in die vorgesehene Manipulations- bzw. Mobilisationsrichtung aufgenommen werden.

- Den bereits beim Tiefenkontakt aufgenommenen Druck, Schub oder Zug so weit verstärken, wie es der Muskel-, Band- und Kapselapparat ohne Schwierigkeiten zulässt
- Die Aufnahme der Vorspannung erfolgt bei Manipulationen in die freie Bewegungsrichtung, bei Mobilisationen auch in die gestörte Bewegungsrichtung des Wirbels.

Durchführung eines Probezuges

Der Probezug ist eine letzte Absicherung vor der Manipulation, um das Auftreten weiterer Komplikationen oder eine Verstärkung der bestehenden Symptomatik auszuschließen.

- Nach Aufnahme des Tiefenkontaktes mit der Manipulationshand aus der gehaltenen Vorspannung den Weg in die freie Manipulationsrichtung weit über das Bewegungsausmaß der späteren Manipulation hinaus testen
- Die Reaktion des Patienten beobachten und diesen fragen, ob Beschwerden verstärkt werden oder ob zusätzliche Symptome auftreten
- Eine Schmerzverstärkung am Irritationspunkt bedeutet keine Einschränkung für eine Manipulationsbehandlung. Bei Verstärkung einer bestehenden Syptomatik oder bei neu auftretenden Symptomen die Manipulation abbrechen und die Diagnose überprüfen
- Treten keine zusätzlichen Symptome auf, zur Ausgangsstellung (Vorspannung) zurückkehren.

Manipulationstechnik

Bevor eine Manipulation durchgeführt wird, müssen Kontraindikationen (☞ 1.5.4) ausgeschlossen und ein Probezug (s.o.) durchgeführt werden. Beim Manipulationsimpuls kann ein Knackphänomen auftreten.

- Tiefenkontakt und Vorspannung in die vorgesehene Behandlungsrichtung aufnehmen (s.o.)
- Grundsätzlich in die freie Richtung manipulieren
- Den Manipulationsschub gezielt als dosierten Stoß über die Vorspannung hinaus durchführen mit
  - schnellem Impuls
  - kurzem Weg
  - geringer Kraft.

Mobilisationstechnik ☞ 1.5.1

Erleichterungstechniken

Für die Diagnostik und Behandlung in der manuellen Therapie ist es wichtig, dass der Patient eine entspannte Haltung einnimmt. Diese kann durch folgende Erleichterungstechniken unterstützt werden:

Atemtechnik
Der Tonus der Muskulatur ändert sich atemsynchron.
- Manipulationen bzw. Mobilisationen während der Ausatmung des Patienten durchführen, da sich in dieser Phase die Muskulatur entspannt
- Die Muskelanspannung während der Einatmung kann unter Umständen bei einem entsprechend vorgespannten Gelenk zu einer Lösung der Blockierung führen.

Postisometrische Relaxation (PIR) und Muskelenergietechnik nach Mitchell (MET)
Bei der postisometrischen Relaxation wird die Mobilisationskraft vom Patienten erzeugt. Prinzip ist der Bewegungsgewinn des Gelenks in der postisometrischen Entspannung des Muskels (10–30 Sekunden nach der Anspannung). Die PIR kann über Agonisten und Antagonisten durchgeführt werden (☞ 13.1).

Überprüfen des Therapieerfolges
- Nach jeder Behandlung die Gelenkbeweglichkeit erneut prüfen
- Behandlungserfolg dokumentieren
- Patienten darüber informieren, dass nach Abschwächung der Beschwerden eine erneute vorübergehende Verschlimmerung eintreten kann, bevor sich die Beschwerdesymptomatik endgültig bessert.

1.5.3 Indikationen der Manuellen Therapie

Die wichtigste Indikation zur manuellen Therapie ist die Blockierung eines Gelenks. Behandlungsbedürftige Blockierungen können im Rahmen von Funktionsstörungen der Wirbelsäule oder der peripheren Gelenke auftreten sowie z.B. nach Verletzungen und Ruhigstellung.

Funktionsstörungen der Wirbelsäule
- Zervikookzipitales Syndrom (Kopfschmerz, Schwindel, Tinnitus, Sehstörungen, Migräne u.a.)
- Mittleres Zervikal-Syndrom (Torticollis, Kopfschmerz, lokaler zervikaler Schmerz u.a.)
- Unteres Zervikal-Syndrom (Schulterschmerz, Armschmerz, muskuläre Dysbalance im Schultergürtel u.a.)

- Thorakovertebrales Syndrom (funktioneller Herzschmerz, lokaler thorakaler Schmerz u.a.)
- Hypomobilität der Kostotransversalgelenke (Atemfunktionsstörung, lokaler kostaler Schmerz u.a.)
- Lumbovertebrales Syndrom (lokaler lumbaler Schmerz, muskuläre Dysbalance, pseudoradikuläres Syndrom, pseudoviszerales Syndrom u.a.)
- Sakroiliakalgelenk-Syndrom (lumbaler Schmerz, Leistenschmerz, pseudoradikuläres Syndrom, muskuläre Dysbalance des Beckengürtels u.a.).

Funktionsstörungen peripherer Gelenke
- Vermindertes Gelenkspiel der peripheren Gelenke (einschließlich Akromioklavikulargelenk und Sternoklavikulargelenk) im Rahmen degenerativer Veränderungen
- Hypomobilität nach Ruhigstellung, z.B. bei Verletzungen und Operationen
- *Nach* akut entzündlichen Schüben, z.B. bei primär chronisch-entzündlichen Erkrankungen.

1.5.4 Kontraindikationen der Manuellen Therapie

Absolute Kontraindikationen:
- Akuter lumbaler Bandscheibenvorfall mit radikulärer Symptomatik
- Akuter zervikaler Bandscheibenvorfall mit und ohne radikulärer Symptomatik
- Frische Weichteilverletzung der HWS (4–8 Wochen nach Unfall)
- Posttraumatische segmentale Hypermobilität
- Fortgeschrittene Osteoporose oder metabolische Osteopathie mit Neigung zu pathologischen Frakturen.

Relative Kontraindikationen:
- Vaskulärer Schwindel bei Vertebralis-Basilaris-Insuffizienz
- Entzündliche Reaktion der Wirbelsäule bei rheumatoider Arthritis und Spondylitis ankylosans
- Tumoren oder Metastasen
- Knöcherne Entwicklungsstörungen und Missbildungen der Wirbelsäule und der Gelenke

- Missbildungen des Rückenmarks
- Akut entzündliche Reaktionen an den Gelenken, akut entzündliche Schübe bei chronischen Entzündungen.

 Tipps & Fallen

Für die sanfte Mobilisationsbehandlung in die freie Richtung (insbesondere Traktionsmobilisation) bestehen keine Kontraindikationen.

1.5.5 Begleitende Therapiemaßnahmen

Die manuelle Therapie kommt nur in Ausnahmefällen als symptomorientierte Monotherapie zur Anwendung. In der Regel stellt sie einen therapeutischen Baustein innerhalb eines auf das Grundleiden des Patienten abgestimmten Behandlungskonzeptes dar. Die Kenntnis der Pathogenese einer Blockierung und der neurophysiologischen Zusammenhänge ist daher für den Manualtherapeuten von erheblicher Bedeutung.

Beispiel: Eine Blockierung der Brustwirbelsäule kann auf Grund einer viszerovertebralen Störung entstehen, andererseits aber auch die Folge einer statischen Fehlbelastung oder einer Funktionsstörung im Verlauf eines M. Bechterew sein. Dies muss neben der Manuellen Therapie im Rahmen der begleitenden Therapiemaßnahmen berücksichtigt werden.

Die bei einer Blockierung und der damit verbundenen Störung des Gelenkspiels betroffenen Strukturen sind im Allgemeinen:
- Kapsel-Band-Apparat
- Muskulatur
- Gelenkknorpel.

Diese Strukturen müssen daher über **physiotherapeutische Maßnahmen** in die Behandlung mit einbezogen werden.

Beispiel: Die manuelle Mobilisierung einer Schultersteife sollte ergänzt werden durch:
- Lokale Wärmebehandlung der oberen Schulterblattfixatoren, ggf. auch lokale Kälteanwendung
- Ultraschall, Diadynamik

- Querfriktionen
- Krankengymnastische Dekontraktion
- Manuelle Mobilisierung der HWS
- Schulung von Funktionsbewegungen
- Schulung physiologischer Bewegungsabläufe.

Darüber hinaus muss insbesondere bei Blockierungen der Wirbelsäule versucht werden, die Bedingungen, unter denen das Gelenk arbeitet, zu verbessern. Hierzu gehören:
- Korrektur der *Statik*
- Wiederherstellung des *muskulären Gleichgewichtes*
- Rückenschule bzw. ein entsprechendes Verhaltenstraining zur Verbesserung der *Körperwahrnehmung*
- Beachtung der *psychosozialen Situation* des Patienten (spielt v.a. bei Blockierungen der HWS eine große Rolle).

1.5.6 Zervikalstütze als Hilfsmittel zur funktionellen Therapie der HWS

Zervikalstützen dienen prinzipiell der Ruhigstellung der Halswirbelsäule nach Verletzungen oder nach Eintreten funktioneller Störungen, sofern eine vollständige oder teilweise Ruhigstellung der HWS notwendig ist.

Die PDC (Physiotherapeutisch-dynamische Cervicalstütze) wurde von Dr. Heimann entwickelt und ist die Synthese aus einseitig immobilisierenden und beidseitig immobilisierenden orthopädischen Zervikalstützen. Sie vereint die Vorteile beider in sich, indem durch einen modularen Aufbau je nach individuellen Bedürfnissen des Patienten einseitig oder auch beidseitig immobilisiert werden kann.

Indikation

Einseitig immobilisierend
Bei allen akuten funktionellen zervikalen Beschwerden wie Blockierungen und bei einseitigen Bewegungsschmerzen nach Traumen.

Beidseitig immobilisierend
Bei akuten, schmerzhaften Beschwerdeschüben an den Wirbelgelenken und Unkovertebralgelenken im Rahmen rheumatischer Erkrankungen und Verschleißerkrankungen, bei Z.n. Operationen an

der HWS und zur Ruhigstellung nach HWS-Traumen, z.B. bei Distorsions-Traumen der HWS.

Funktionelle Therapie mit der PDC

Aktive Anwendungen der PDC

Der Patient wird von der behandelnden Physiotherapeutin in die Benutzung der PDC eingewiesen.

Mit angelegter Zervikalstütze, der immobilisierende Anteil liegt auf der Seite der hyperton verkürzten Muskulatur, führt der Patient isometrische Anspannungsübungen gegen den fixen Teil der PDC durch; danach dehnt er die verkürzten Muskeln über eine Seitneigung bzw. Rotation zur Gegenseite bei flektierter HWS (in Anlehnung an die postisometrische Relaxation).

Anschließend erfolgt ein Wechsel der mobilen Seite der PDC und es werden isometrische Spannungsübungen der nicht verkürzten Muskeln mit gleichzeitiger Entspannung der verkürzten Antagonisten durchgeführt (Sherrington II).

Passive Anwendung der PDC

Die PDC wird mit dem immobilisierenden Anteil auf der Seite der verkürzten Muskeln bzw. auf der Seite der Rotationsempfindlichkeit angelegt. Die Orthese ermöglicht über das Modulsystem eine stufenweise Bewegungsfreigabe im Verlaufe der Behandlung.

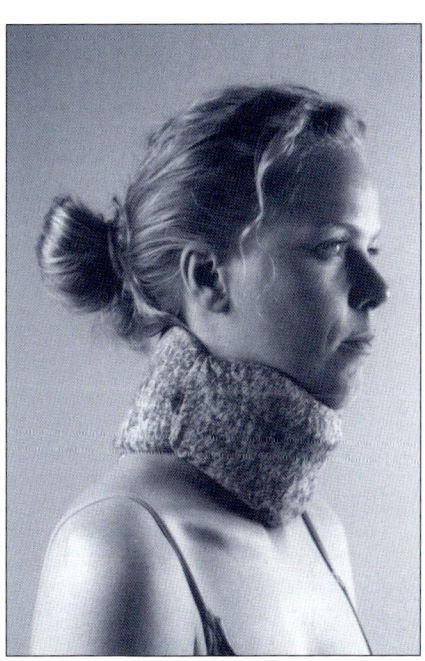

Abb. 1.3: PDC nach Dr. Heimann

Tipps & Fallen
Die PDC-Schwimmstütze kann für die frühzeitige Therapie im Bewegungsbad genutzt werden.

1.6 Osteopathie

Osteopathie ist eine manuelle Untersuchungs- und Behandlungsmethode bei funktionellen Störungen. Sie wurde 1874 vom amerikanischen Arzt A.T. Still gegründet und basiert auf fünf Prinzipien:
- *1. Leben ist Bewegung:* dies ist selbsterklärend, Lebendiges bewegt sich, Totes nicht.
- *2. Die Struktur bestimmt die Funktion und die Funktion formt die Struktur:* Will man einen stabilen Untergrund für einen Patienten schaffen, lagert man ihn auf einer Therapieliege (Würfelform). Würde man ihn auf einem Pezziball lagern (Kugel), wäre die Lagerung instabil. Verändert man die Funktion, indem man einen Würfel (längere Zeit) rollt, so runden sich seine Kanten zunehmend ab und eine Kugelform entsteht.
- *3. Selbstheilungsmechanismen:* Der menschliche Körper besteht in einer inneren und äußeren Homöostase (Gleichgewicht) und ist ständig bestrebt, diese zu erhalten. Der Körper versucht, Störungen der Homöostase zu kompensieren. Solange alle Störungen kompensiert sind, funktioniert der Körper ohne Beschwerden (z.B. Schmerzen), aber eine Dekompensation führt schnell zu Beschwerden.
- *4. Der Körper funktioniert als Einheit:* Die verschiedenen Strukturen, aus denen sich der Körper zusammensetzt (Knochen, Muskeln, Organe, Faszien, Nerven und Gefäße), stehen in ständiger Interaktion aufgrund mechanischer, neurologischer, vaskulärer und energetischer Verbindungen. Einschränkungen der Interaktion der Strukturen führen zu einer Störung der Homöostase des Körpers. Als Beispiel können die Bausteine einer Uhr dienen, die ihre Funktion der Zeitmessung erst bei korrekter Integration in eine funktionelle Einheit erfüllen.
- *5. Das Gesetz der Arterien:* Für die ungestörte Funktion eines Bereiches des menschlichen Körpers ist seine unbehinderte Ver- und Entsorgung, z.B. mit Nährstoffen und Stoffwechselprodukten,

notwendig, um die Homöostase aufrecht zu erhalten. Das nervale und vaskuläre System stellen die Infrastruktur des Gewebes dar.

Der Osteopath sucht auf der Grundlage dieser Prinzipien einerseits nach Störungen der nervalen und vaskulären Versorgung, andererseits nach Bewegungseinschränkungen der verschiedenen Gewebe gegeneinander. Er beschränkt sich dabei nicht auf das Beschwerdegebiet, sondern untersucht stets den ganzen Körper. Dieser wird dabei in drei funktionelle Systeme unterteilt, die über Faszien (Bindegewebe) verbunden sind: parietales, viszerales und kraniosakrales System. In den Faszien verlaufen alle Nerven und Gefäße.

1.6.1 Parietales System

Das parietale System, auch als muskuloskelettales System oder Bewegungsapparat bezeichnet, umfasst Knochen, Kapsel-Band-Apparat und Muskeln. Somit behandelt ein Chiro- und Manualtherapeut das parietale System.

Der Osteopath sucht nach Veränderungen von Tonus und Trophik in Muskeln und Bändern sowie nach Veränderungen der Gelenkmobilität. Ziel seiner Diagnostik ist es, das Gebiet der Störung möglichst exakt zu lokalisieren und die gestörte Struktur zu bestimmen, um eine gezielte ursächliche Therapie durchführen zu können.

Grundsätzlich werden zwei Arten von **Techniken** unterschieden:
- *„Side of barrier"*: Der Therapeut bewegt das Gelenk in die eingeschränkte Richtung und wendet dann an der Bewegungsgrenze diejenige Technik an, die spezifisch für die betroffene Struktur eine Verbesserung der Störung bewirkt.
- *„Side of ease"*: Der Therapeut bewegt das Gelenk in die freie Richtung und wendet dann entspannende Techniken an.

Während Chiro- und Manualtherapeuten überwiegend direkte Techniken benutzen, bevorzugen Osteopathen indirekte Techniken mit langem Hebel.
Unterschieden werden Blockierungen/Bewegungsverluste, deren Ursache artikulär, also im Gelenk ist, und Restriktionen/Bewegungseinschränkungen, deren Ursache periartikulär, also vom Kapsel-Band-Apparat oder Muskel herrührt. Blockierungen werden mit

Manipulationstechniken behandelt, Restriktionen mit Mobilisationstechniken.

Manipulationstechniken sind:
- *HVLAT (high velocity, low amplitude thrust):* manipulativer Schub auf ein Gelenk mit hoher Geschwindigkeit und sehr geringer Kraft in die eingeschränkte Richtung an der Bewegungsgrenze. Diese Technik ist an der Wirbelsäule aus manualtherapeutischer Sicht den Ärzten und Heilpraktikern vorbehalten
- *Recoil:* manipulativer Schub auf ein Band oder Bindegewebe mit hoher Geschwindigkeit und sehr geringer Kraft in die eingeschränkte Richtung am Spannungsmaximum
- *Strain and Counterstrain (Jones):* durch Positionierung des Körpers wird der verspannte Muskel in seine maximale Entspannung gebracht und dort für ca. 90 Sek. belassen. Anschließend langsames Zurückkehren in die Neutralposition. Hierbei wird eine neurophysiologische Muskelrelaxation erreicht.

Mobilisationstechniken sind:
- *Body Adjustment (GOT = general osteopathic treatment):* eine Reihe von Techniken, bei der der gesamte Körper des Patienten in einer bestimmten Reihenfolge mit rhythmischen Bewegungen mobilisiert wird, was ca. 30 Min. dauert.
- *Mobilisation:* Rhythmische Kreisbewegung an der Bewegungsgrenze, die die periartikulären Strukturen entspannt und so die Beweglichkeit ebenso wie die Zirkulation verbessert.
- *Myotensive Mobilisation (Muscle Energy):* der Körper wird in die eingeschränkte Richtung bewegt, an der Bewegungsgrenze gibt der Therapeut Widerstand, und der Patient spannt die Muskeln für ca. 5 Sek. submaximal in die freie Richtung an. Während der Entspannungsphase sucht der Therapeut eine neue Bewegungsgrenze, und der Patient spannt erneut gegen. Die Technik wird ca. 5–7 mal wiederholt
- *Myofaszialer Release (Listening):* der Therapeut nimmt mit beiden Händen leichten Kontakt mit dem Patienten auf (ca. 10–30 g Druck), z.B. eine Hand ventral, die andere Hand dorsal. Dann spürt der Therapeut fasziale Spannungen und folgt dem Körper in die Entspannung. Der Kontakt wird solange gehalten, bis der Körper des Patienten mit der Bewegung stoppt.

1.6.2 Viszerales System

Bei den Organen unterscheidet der Osteopath zwei Arten der Bewegung:
- *Mobilität (passiv):* durch die Bewegung des Zwerchfells in kraniokaudaler Richtung werden alle Thorax- und Abdominalorgane passiv ebenfalls in kraniokaudaler Richtung mitbewegt.
- *Motilität (aktiv):* eine rhythmische viszerale Bewegung der Organe zur Medianachse des Körpers und von ihr weg mit einer Frequenz von 7 Zyklen pro Minute. Die Organe wiederholen ständig die Bewegung zwischen embryonaler und endgültiger Position. Die Organbewegungen sind zwar klein, durch ihre ständige Wiederholung aber sehr wichtig. Eine Niere bewegt sich bei einem Atemzug normalerweise ca. 3 cm, was bei etwa 20.000 Atemzügen täglich einer Strecke von 600 m entspricht. Sind die Organbewegungen gestört, kommt es einerseits zu mechanischen Einflüssen auf die umgebende Muskulatur (z.B. Psoas), andererseits zu neurologischen Einflüssen, z.B. über eine Phrenikus-Afferenz auf die mittlere HWS. Mit viszeralen Techniken werden vor allem die Faszien der Organe behandelt

1.6.3 Kraniosakrales System

Der Osteopath untersucht die Beweglichkeit der Schädelknochen gegeneinander sowie die Verbindung zwischen Kopf (Cranium) und Kreuzbein (Sacrum) über die Hirn- und Rückenmarkshäute. Insbesondere können funktionelle Störungen im Bereich der SIG zu Beschwerden im Kopfbereich führen. Ist die Beweglichkeit der Schädelknochen gestört, entsteht ein rhythmischer Druck auf das Nervensystem.

Die folgenden Systeme werden auf eine Dysfunktion geprüft:
- *1. kraniosakraler Rhythmus:* durch unterschiedlich starke Liquor produktion und -resorption mehrfach pro Minute findet sich im Liquorsystem ein Ebbe-/Flutphänomen. Störungen in diesem System können zentralnervöse Störungen verursachen
- *2. membranöses System:* Verdopplungen der Dura mater bilden die venösen Abflussbahnen des Gehirns (Sinus) sowie fasziale Trennstrukturen (Falx cerebri, Tentorium cerebelli). Spannungen in diesem System bewirken venöse Stauungen im Bereich des ZNS

- *3. Sutura spheno-basilaris (SSB):* diese ist wichtig bei der Behandlung von Kindern, da das SSB häufig funktionelle Störungen auf Grund von Geburtstraumata aufweist, welche nach Abschluss der Pubertät wegen Verknöcherung des SSB nicht mehr vollständig korrigiert werden können
- *4. Kiefergelenk und Gesichtsschädel:* sie sind häufig durch negative Umwelteinwirkungen beeinträchtigt. Die Belastung mit für den Körper schädlichen Substanzen äußert sich häufig in einer chronischen Sinusitis (Gesichtsschädel), während Stress zu Kiefergelenksproblemen führt.

2.1	Manualtherapeutischer Befund	36
2.2	Manuelle Therapie	38
2.2.1	Fingergelenke (DIP, PIP, MCP)	38
	Traktion	39
	Dorsalgleiten	40
	Volargleiten	41
	Radioulnares Gleiten	42
	Rotationsgleiten	43
2.2.2	Intermetakarpale Verbindungen	44
	Mobilisation der Verbindungsreihe am Metakarpalköpfchen	44
	Zeltstocktechnik (Funktionsmobilisation)	45
2.2.3	Handwurzel-Mittelhandgelenke	46
	Traktion im Daumensattelgelenk	47
	Mobilisation im Daumensattelgelenk nach volar und dorsal	48
	Mobilisation im Daumensattelgelenk nach ulnar und radial	49
	Mobilisation des Gelenkspaltes zwischen Trapezium und Skaphoid	50
	Mobilisation des Gelenkspaltes zwischen Skaphoid und Radius	51
	Manipulation im Daumensattelgelenk	52
2.2.4	Distales Handgelenk (Articulatio mediocarpea)	53
	Mobilisation der einzelnen Handwurzelknochen	55
	Dorsalmobilisation des Skaphoids	56
	Lunatumschaukel (Funktionsmobilisation)	57
	Traktion im gesamten Handwurzelbereich	59
	Gleitmobilisation der distalen Handwurzelreihe nach volar	60
	Gleitmobilisation der distalen Handwurzelreihe nach dorsal	61
	Gleitmobilisation der distalen Handwurzelreihe nach ulnar	62
	Manipulation im Mediokarpalgelenk	63
2.2.5	Proximales Handgelenk (Articulatio radiocarpea)	64
	Traktion im Radiokarpalgelenk	65
	Gleitmobilisation der proximalen Handwurzelreihe nach volar	66
	Gleitmobilisation der proximalen Handwurzelreihe nach dorsal	67
	Gleitmobilisation der proximalen Handwurzelreihe nach ulnar	68
	Gleitmobilisation der proximalen Handwurzelreihe nach radial	69
	Manipulation im Radiokarpalgelenk	70

Handgelenke 2

2.1 Manualtherapeutischer Befund

Anamnese ☞ 1.4.1
- Schmerzen
  - Funktionell: beim Halten und Greifen (Wringen) von Gegenständen, z.B. bei Rhizarthrose
  - Lokalisation
- Schwellung: z.B. bei Entzündungen, Frakturen, Tumoren, Arthrose, Lunatummalazie oder Skaphoidpseudarthrose. Schwellung der gesamten Hand mit diffuser Druckempfindlichkeit bei M. Sudeck
- Verfärbung: verursacht durch funktionelle Rückflussstörungen, z.B. bei M. Sudeck
- Dysästhesien: nächtliche schmerzhafte Missempfindungen in der Hand (Brachialgia parästhetica nocturna), z.B. bei Karpaltunnelsyndrom.

Orthopädische Untersuchung ☞ 1.4.2

Inspektion
- Gelenkstellung
- Schwellung
- Daumenballen- und Kleinfingerballenmuskulatur im Seitenvergleich.

Palpation
- Karpaltunnel: knöcherne Begrenzung radial durch das Os trapezium, ulnar durch das Os pisiforme und das Os hamatum
- Daumensattelgelenk
- Tabatière: Druckschmerz und Schwellung, z.B. bei Skaphoidfraktur oder -pseudarthrose
- Processus styloideus radii: Druckschmerz, z.B. bei Tendovaginitis de Quervain
- Os lunatum: Druckschmerz und Schwellung, z.B. bei Lunatummalazie
- Ansatzpunkte der Sehnen bzw. Sehnenscheiden.

Bewegungsprüfung: Aktive und passive Beweglichkeit der einzelnen Hand- und Fingergelenke.

Untersuchung der Muskelfunktion und Bandführung.

Manualmedizinische Untersuchung

Prüfung des Gelenkspiels
- **Interphalangealgelenke**
  - Traktion in den Stufen Lösen → Straffen → Dehnen
  - Dorsovolares Gleiten (Extension/Flexion)
  - Radioulnares Gleiten
  - Rotationsgleiten
- **Metakarpophalangealgelenke:** Dorsovolares Gleiten
- **Intermetakarpale Verbindungen:** Dorsovolares Gleiten
- **Daumensattelgelenk**
  - Traktion
  - Dorsovolares Gleiten (Extension/Flexion)
  - Radioulnares Gleiten (Abduktion/Adduktion)
- **Distales Handgelenk**
  - Traktion
  - Dorsovolares Gleiten
- **Proximales Handgelenk**
  - Traktion
  - Dorsovolares Gleiten
  - Radioulnares Gleiten
- **Distales Radio-Ulnargelenk:** Dorsoventrales Gleiten.

Differentialdiagnostik

Erkrankungen, die sich hinter rezidivierenden Blockierungen im Bereich der Handgelenke verbergen können:
- Tendovaginitis de Quervain, Karpaltunnelsyndrom, Styloiditis radii, Arthrose (z.B. Rhizarthrose), aseptische Knochennekrosen (Frühsymptom bei Lunatummalazie), M. Sudeck
- Überlastung, Immobilisierung nach Verletzung oder Operation
- Beschwerden der Hand bestehen häufig auch bei funktionellen und anatomischen Störungen an proximaler gelegenen Gelenken, Nerven und Gefäßen. Bei unklaren Befunden grundsätzlich auch die zentraler gelegenen Gelenke, die HWS, den neurologischen Status und den Gefäßstatus untersuchen. Zervikothorakaler Übergang, 1. Rippe, Schulter und Ellenbogengelenkserkrankungen stehen oft in funktionellem Zusammenhang.

2.2 Manuelle Therapie ☞ 1.5

2.2.1 Fingergelenke (DIP, PIP, MCP)

Anatomie

DIP (distales Interphalangealgelenk), PIP (proximales Interphalangealgelenk)
- **Gelenktyp:** Scharniergelenk
- **Gelenkpartner:** Köpfchen des proximalen Fingergliedes, konvex → Basis des distalen Fingergliedes, konkav
- **Gelenkspaltverlauf:** senkrecht zur Längsachse der Fingerglieder
- **Bewegungsfreiheitsgrade:** 1 Freiheitsgrad. Extension/Flexion 0/0/90°
- **Besonderheiten:** Stabilisierung durch Ligamenta collateralia. Die Bänder sind in leichter Beugestellung entspannt
- **Mobilisationsrichtungen:** Traktion, dorsovolare und radioulnare Gleitmobilisation sowie Rotation in leichter Beugestellung (Kollateralbänder entspannt)
- **Verriegelte Stellung:** maximale Extension.

MCP (Metakarpophalangealgelenk)
- **Gelenktyp:** Kugelgelenk
- **Gelenkpartner:** Köpfchen des Metakarpalknochens, konvex → Basis der Grundphalanx, konkav
- **Gelenkspaltverlauf:** Senkrecht zur Längsachse der Mittelhandknochen
- **Bewegungsfreiheitsgrade:** 3 Freiheitsgrade
  - Extension/Flexion 10/0/90°
  - Radiale/ulnare Abduktion 5/0/10°
  - Rotation (nur passiv)
- **Besonderheiten:** Stabilisierung der Gelenke durch Ligamenta collateralia und transversal verlaufende Ligamenta metacarpea interossea. Der besondere Verlauf der Kollateralbänder bewirkt, dass diese in Beugung gespannt und in Streckung entspannt sind. In Beugung sind Abduktions- und Rotationsbewegungen daher kaum möglich. In *leichter* Flexionsstellung hingegen sind Kapsel und Kollateralbänder entspannt

- **Mobilisationsrichtungen:** Traktion, dorsovolare und radioulnare Gleitmobilisation, Rotation
- **Verriegelte Stellung**
  - MCP I: maximale Extension
  - MCP II–V: maximale Flexion.

Traktion

Indikation
Die Traktion steht bei Hypomobilität als Therapiegriff in der Regel an erster Stelle. Sie dient der allgemeinen Mobilisation, Kapseldehnung und Schmerzlinderung.

Lagerung
Der Patient sitzt oder steht. Der entsprechende Arm sollte in Schulter- und Ellenbogengelenk entspannt sein. Die Patientenhand wird am Körper des Therapeuten abgestützt, das zu behandelnde Fingergelenk ist in 15° Flexion eingestellt.

Tiefenkontakt
Daumen und Zeigefinger der proximalen Fixationshand und der distalen Mobilisationshand flächig von dorsal und volar an das entsprechende Fingergelenk anlegen. Darauf achten, dass die Anlage möglichst gelenknah erfolgt.

Mobilisation
Aus der leichten Flexionsstellung eine Traktion in Verlängerung des distalen Gelenkpartners durchführen.

 Tipps & Fallen
- Nur die distale Hand ist Mobilisationshand
- Im Bereich der Fingergrundgelenke auf eine gute Fixation der Metakarpalia achten
- Die Traktion in der Regel bis zur Dehnung der Gelenkstrukturen durchführen. Ausnahme: Fingerpolyarthrose. Hier ist ausschließlich eine lösende oder straffende Traktion (☞ 1.3.1) indiziert.

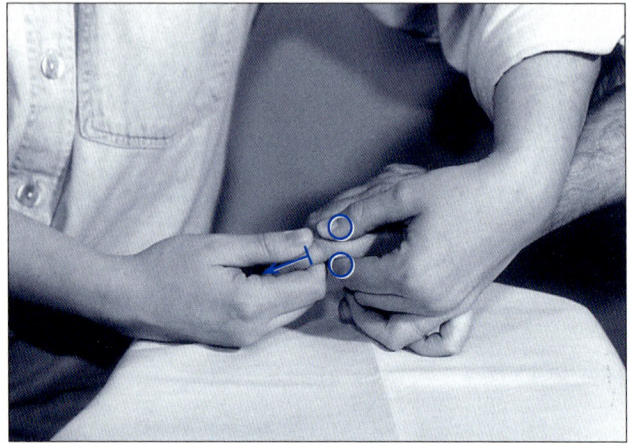

Abb. 2.1: Traktionsmobilisation der Phalanx nach distal

Dorsalgleiten

Indikation Einschränkung der Fingerextension.

Lagerung ☞ Traktion.

Tiefenkontakt ☞ Traktion.

Mobilisation
Zunächst eine Schutztraktion (Lösen, ☞ 1.3.1) durchführen. Dann über den distalen Zeigefinger des Therapeuten senkrecht zum distalen Gelenkpartner nach dorsal mobilisieren. Zulässig ist nur eine parallele translatorische Gleitbewegung. Funktionsbewegungen im entsprechenden Gelenk und ständiges Wechseln zwischen dorsaler und volarer Richtung vermeiden.

Volargleiten

Indikation

Einschränkung der Fingerflexion.

Lagerung ☞ Traktion.

Tiefenkontakt ☞ Traktion.

Mobilisation

Zunächst eine Schutztraktion (Lösen, ☞ 1.3.1) durchführen. Dann über den distalen Daumen des Therapeuten senkrecht zum distalen Gelenkpartner nach volar mobilisieren. Dabei Funktionsbewegungen im Gelenk vermeiden.

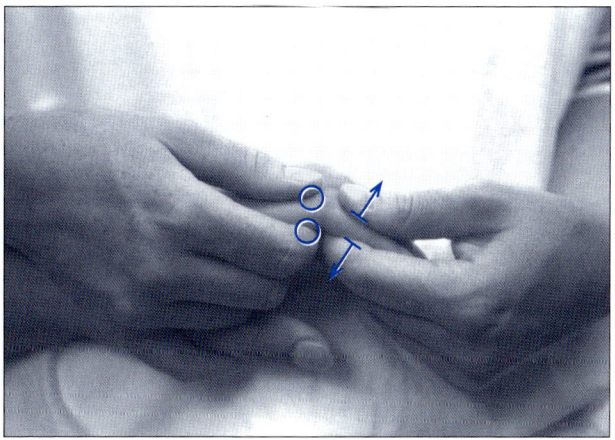

Abb. 2.2: Mobilisation der Fingerphalanx nach dorsal bzw. volar

Radioulnares Gleiten

Indikation

Einschränkung der Abduktion bzw. Adduktion des Fingergrundgelenks, Hypomobilität der Mittel- und Endgelenke.

Lagerung ☞ Traktion.

Tiefenkontakt

Die proximale Fixationshand und die distale Mobilisationshand jeweils mit Daumen und Zeigefinger möglichst gelenknah radial und ulnar anlegen.

Ausnahme: Bei Mobilisation im MCP-Gelenk III und IV den Zeigefinger der Fixationshand volar am entsprechenden Metakarpale anlegen und mit dem Daumen auf der Dorsalseite die Fixation der entsprechenden Richtung übernehmen.

Mobilisation

Zunächst vorsichtig eine Schutztraktion durchführen. Dann über den distalen Daumen oder Zeigefinger senkrecht zum distalen Gelenkpartner in die entsprechende Richtung mobilisieren.

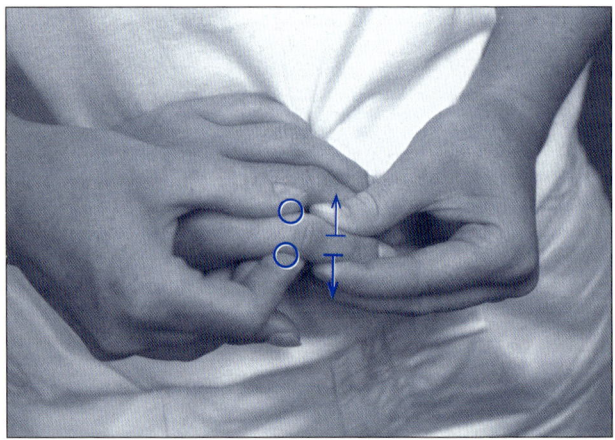

Abb. 2.3: Mobilisation der Phalanx nach radial bzw. ulnar

Rotationsgleiten

Indikation

Hypomobilität der Fingergelenke.

Lagerung ☞ Traktion.

Tiefenkontakt

Daumen und Zeigefinger der Fixationshand von dorsal und volar an den proximalen Gelenkpartner legen.

Ausnahme: Im Bereich der Fingergrundgelenke übernimmt der proximale Daumen die Fixation. Mit Daumen und Zeigefinger der Mobilisationshand den distalen Gelenkpartner von radial und ulnar umfassen.

Mobilisation

Das zu behandelnde Fingergelenk in 15° Flexion einstellen. Nach einer leichten Traktion eine Rotation um die Längsachse durchführen.

 Tipps & Fallen
- Darauf achten, dass keine Biegebelastung entsteht
- Ein ständiges Wechseln zwischen den Rotationsrichtungen vermeiden.

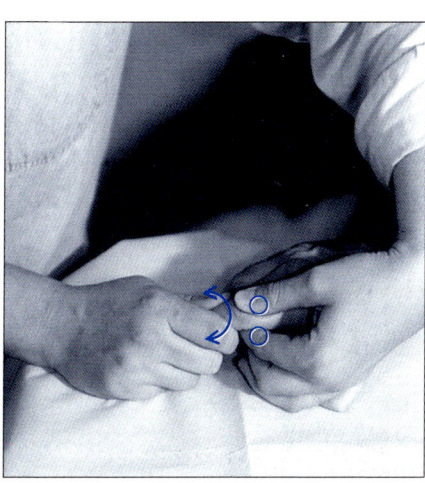

Abb. 2.4: Rotationsgleiten der Phalanx

2.2.2 Intermetakarpale Verbindungen

Anatomie
- **Proximal:** Verbindung der Ossa metacarpalia durch Membranae synoviales. Diese werden durch interosseale, dorsale und palmare Bänder verstärkt
- **Distal:** Verbindung der Ossa metacarpalia II–V durch das Ligamentum metacarpeum transversum profundum.

Mobilisation der Verbindungsreihe am Metakarpalköpfchen

Indikation
Hypomobilität im Bereich der intermetakarpalen Verbindungen mit Einschränkung der Greiffunktion, z.B. nach längerer Ruhigstellung.

Lagerung
Die Patientenhand liegt locker auf dem Tisch. Der Therapeut sitzt oder steht vor der Hand.

Tiefenkontakt
Mit Daumen und Zeigefinger beider Hände jeweils zwei benachbarte Metakarpalia von dorsal und volar proximal der Köpfchen fassen.

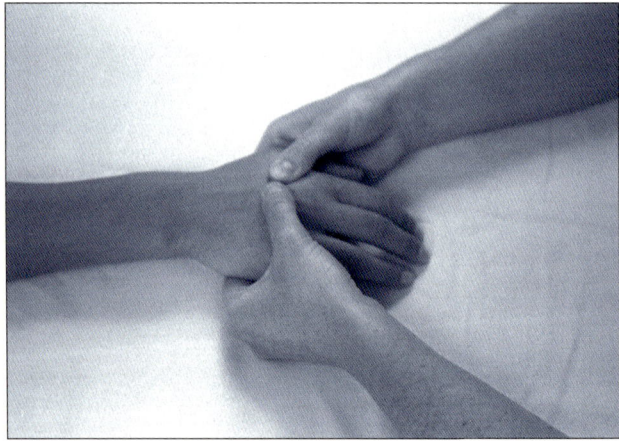

Abb. 2.5: Mobilisation der einzelnen Metakarpalköpfchen gegeneinander

Mobilisation

Ossa metacarpalia gegenläufig dorsovolar verschieben.

Tipps & Fallen

Kein ständiges Wechseln der Mobilitätsrichtungen.

Zeltstocktechnik (Funktionsmobilisation)

Indikation

Hypomobilität im Bereich der intermetakarpalen Verbindungen, z.B. nach Ruhigstellung oder Verletzung.

Lagerung

Die Patientenhand liegt auf dem Tisch. Der Therapeut steht vor der Hand.

Tiefenkontakt

Die Kuppen der Finger III und IV beider Hände volar zwischen den Metakarpalia III und IV der Patientenhand anmodellieren und die Daumenballen dorsal auf dem Handrücken des Patienten anlegen.

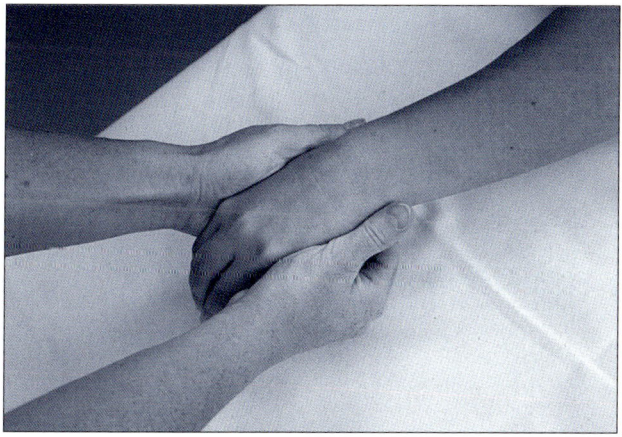

Abb. 2.6: Funktionsmobilisation der Metakarpalköpfchenreihe (Zeltstocktechnik)

Mobilisation

Daumenballen nach lateral ausstreichen. Die Fingerkuppen bleiben auf der Volarseite stehen und halten gegen (Zeltdach über Zeltstock).

Tipps & Fallen
- Die Hand wird durch die Mobilisation in die Konkavität gedehnt
- Aufdehnen der Hand über die Fingergrundgelenke vermeiden
- Daumensattelgelenk bei der Dehnung aussparen.

2.2.3 Handwurzel-Mittelhandgelenke (Articulationes carpometacarpeae)

Anatomie

Daumensattelgelenk (Articulatio carpometacarpea pollicis)
- **Gelenktyp:** Sattelgelenk
- **Gelenkpartner:** Os trapezium → Basis des Os metacarpale I (konkav in dorsovolarer, konvex in radioulnarer Richtung)
- **Gelenkspaltverlauf:** annähernd senkrecht zum Verlauf des Os metacarpale I
- **Bewegungsfreiheitsgrade:** 2 Freiheitsgrade
  - Abduktion/Adduktion 60/0/0°
  - Flexion/Extension 20/0/40°
- **Besonderheiten:** Mechanisch sehr stark beanspruchtes Gelenk mit häufigen Funktionsstörungen im Sinne einer Blockierung und Neigung zu arthrotischen Veränderungen (Rhizarthrose)
- **Mobilisationsrichtungen:** Traktion, dorsovolare und radioulnare Gleitmobilisation
- **Verriegelte Stellung:** maximale Opposition.

Handwurzel-Mittelhandgelenke II–V
- **Gelenktyp:** Amphiarthrose
- **Gelenkpartner:** distale Handwurzelknochen → Basen der Ossa metacarpalia II–V
- **Besonderheiten:** Die Gelenke zwischen Handwurzelknochen und Mittelhandknochen sind mit Ausnahme des Daumensattelgelenkes plane Gelenke mit straffer Bandführung (Amphiarthrosen). Die Amphiarthrosen lassen nur eine minimale Beweglichkeit zu und werden nicht weiter mobilisiert

- **Bewegungsfreiheitsgrade:** 1 Freiheitsgrad. Flexion/Extension 0–10/0/0–10°.

Traktion im Daumensattelgelenk

Indikation
Hypomobilität des Daumensattelgelenks, z.B. nach Ruhigstellung, Verletzung oder Überlastung.

Lagerung
Der Patient steht. Der Arm hängt locker im Schulter- und Ellenbogengelenk, die Hand befindet sich in Neutral-Null-Stellung. Der Therapeut steht seitlich vor dem Patienten.

Tiefenkontakt
Mit der Volarseite des Zeigefingers der Fixationshand das Os trapezium von dorsal, radial und volar halten. Den Daumen dabei locker auf der Dorsalseite der Patientenhand ablegen und diese am Körper abstützen. Mit Daumen und Zeigefingerradialkante der Mobilisationshand das M I von dorsal und volar umfassen.

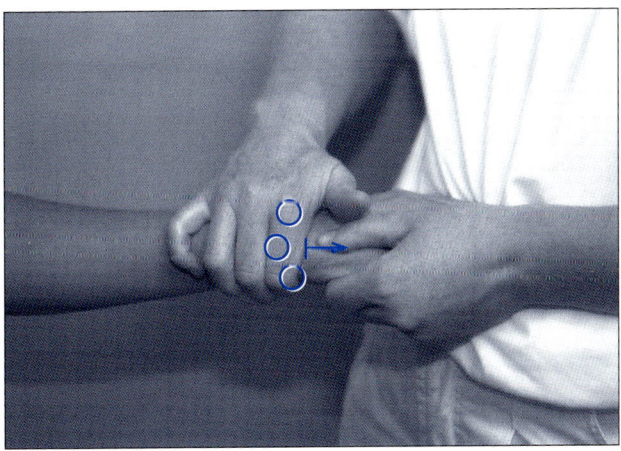

Abb. 2.7: Traktion im Daumensattelgelenk

Mobilisation

Eine rhythmische Traktion in Richtung der Daumenlängsachse durchführen.

 Tipps & Fallen
- Auf eine gelenkspaltnahe Anlage der Mobilisationshand wegen der damit verbundenen Schmerzhaftigkeit bei Rhizarthrose verzichten
- Die vorgegebene leichte Flexions- und Abduktionsstellung des Daumens während des Tiefenkontaktes und der Mobilisation nicht verändern.

Mobilisation im Daumensattelgelenk nach volar und dorsal ☞ Abb. 2.8

Indikation
Einschränkungen der Daumenflexion und -extension.

Lagerung ☞ Traktion.

Tiefenkontakt ☞ Traktion.

Mobilisation
Zunächst eine leichte Traktion durchführen. Dann über den distalen Daumen nach volar bzw. über die Zeigefingerradialkante nach dorsal senkrecht zum distalen Gelenkpartner mobilisieren. Die Mobilisation nach *volar* erfolgt bei eingeschränkter *Flexion*, die Mobilisation nach *dorsal* bei eingeschränkter *Extension*.

 Tipps & Fallen
- Funktionsbewegungen während der Mobilisation vermeiden
- Bei Rhizarthrose auf eine gelenknahe Anlage wegen der damit verbundenen Schmerzhaftigkeit verzichten
- Anlage ☞ Abb. 2.8.

Mobilisation im Daumensattelgelenk nach ulnar und radial

Indikation
Einschränkungen der Daumenabduktion und -adduktion.

Lagerung ☞ Traktion.

Tiefenkontakt ☞ Traktion.
Die Mobilisationshand mit dem Daumen von ulnar und der Zeigefingerradialkante von radial an das Metakarpale I legen.

Mobilisation
Zunächst eine leichte Traktion durchführen. Dann über den Daumen nach radial bzw. über die Zeigefingerradialkante nach ulnar senkrecht zum distalen Gelenkpartner mobilisieren. Die Mobilisation nach *ulnar* erfolgt bei eingeschränkter *Abduktion,* die Mobilisation nach *radial* bei eingeschränkter *Adduktion*.

Tipps & Fallen
- Auf gelenknahe Anlage verzichten (schmerzhaft)
- Funktionsbewegungen im Gelenk vermeiden
- Auf Anlagewechsel der Mobilisationshand achten.

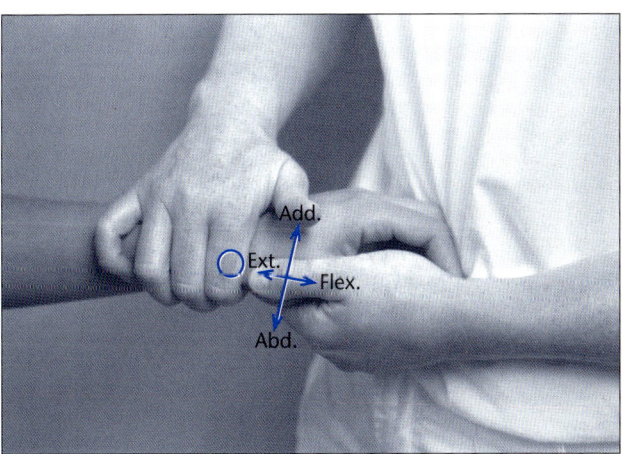

Abb. 2.8: Mobilisation im Daumensattelgelenk nach volar und dorsal (Flexion und Extension) bzw. radial und ulnar (Abduktion und Adduktion)

Mobilisation des Gelenkspaltes zwischen Trapezium und Skaphoid

Indikation

Hypomobilität im Daumensattelgelenk, z.B. bei Rhizarthrose.

Lagerung

Der Therapeut sitzt oder steht seitlich zum Patientenarm. Die Ulnarkante der Patientenhand liegt am Körper des Therapeuten. Die Hand ist in Ulnarduktion eingestellt.

Tiefenkontakt

Mit dem Daumen und Zeigefinger der Fixationshand das Skaphoid fassen. Daumen und Zeigefinger der Mobilisationshand an das Trapezium legen.

Mobilisation

Aus gehaltener Ulnarduktion das Trapezium nach dorsal und volar bewegen. Die gehaltene Ulnarduktion der Hand ersetzt die Traktion.

 Tipps & Fallen
- Finger flächig auflegen
- Auf eine anatomisch korrekte Anlage beim Tiefenkontakt achten
- Bei Gleitbewegung nicht von dorsovolarer Richtung abweichen.

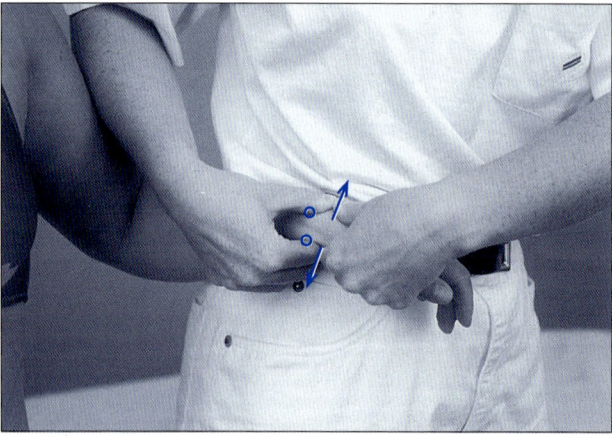

Abb. 2.9:
Dorsovolare Mobilisation zwischen Os trapezium und Os scaphoideum

Mobilisation des Gelenkspaltes zwischen Skaphoid und Radius

Indikation
Rhizarthrose, Hypomobilität des Skaphoids.

Lagerung
Die Patientenhand stützt sich in Neutral-Null-Stellung mit der Ulnarkante am Körper des Therapeuten ab.

Tiefenkontakt
Mit Daumen und Zeigefingerradialkante einer Hand den Radius fixieren. Daumen und Zeigefinger der Mobilisationshand dorsal bzw. volar an das Skaphoid legen.

Mobilisation
Das Skaphoid in dorsovolarer Richtung verschieben.

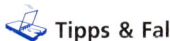 Tipps & Fallen
- Finger flächig auflegen
- Ständiges Wechseln zwischen dorsaler und volarer Richtung vermeiden.

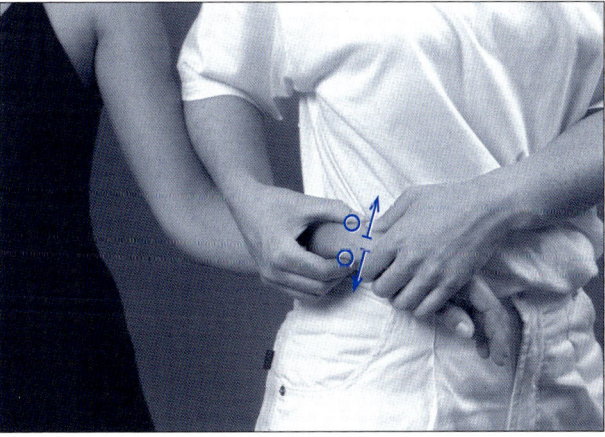

Abb. 2.10:
Dorsovolare Mobilisation zwischen Os scaphoideum und Radius

Manipulation im Daumensattelgelenk

Indikation
Blockierung im Daumensattelgelenk.

Lagerung
Der Patient steht. Die betroffene Hand stützt sich mit der Dorsalseite am Körper des Therapeuten ab.

Tiefenkontakt
Den Daumen der distalen Therapeutenhand dorsolateral an die Basis des Metakarpale I anlegen und mit den Langfingern den Daumen des Patienten umfassen. Mit dem Daumen der proximalen Therapeutenhand doppeln und die Langfinger um das Handgelenk legen. Den Patientendaumen in Extension und Abduktion einstellen.

Mobilisation
Mit der distalen Hand eine maximale Traktion am Daumen ausführen. Gleichzeitig über die gedoppelten Daumenkuppen an der Metakarpalbasis nach medial, distal und ventral maximal vorspannen. Aus gehaltener Traktion und Vorspannung einen manipulativen Impuls über die Daumenkuppen nach medial, distal und ventral geben.

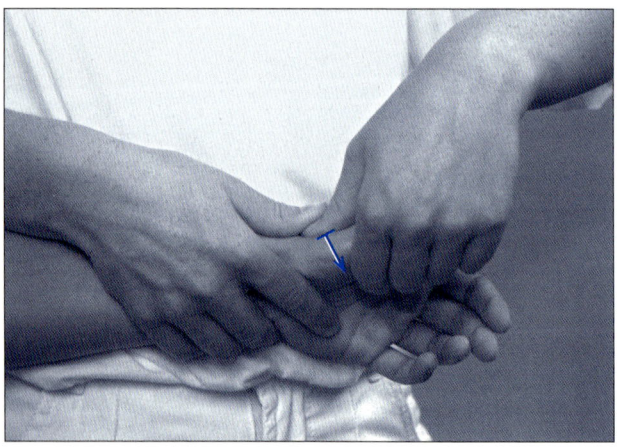

Abb. 2.11: Manipulation im Daumensattelgelenk

Die Manipulation nur nach entsprechender Traktion und Vorspannung durchführen (Schmerz!): 90 % Vorspannung und 10 % Impuls.

 Tipps & Fallen
- Bei Rhizarthrose ist eine Manipulation im Daumensattelgelenk absolut kontraindiziert!
- Auf ausreichende Daumenextension achten.

2.2.4 Distales Handgelenk (Articulatio mediocarpea)

Anatomie
- **Gelenktyp:** Scharniergelenk
- **Gelenkpartner:** proximale Handwurzelreihe (Os scaphoideum, Os lunatum, Os triquetrum) → distale Handwurzelreihe (Os trapezium, Os trapeozoideum, Os capitatum, Os hamatum)
- **Gelenkspaltverlauf:** S-förmig
- **Bewegungsfreiheitsgrade:** 2 Freiheitsgrade. Distales und proximales Handgelenk bilden eine funktionelle Einheit, deren Gesamtbeweglichkeit bei
  - Extension/Flexion 70/0/80° und
  - Abduktion/Adduktion 20/0/40° beträgt
- **Besonderheiten:** Die Extension erfolgt zu 2/3 im distalen und zu 1/3 im proximalen Handgelenk, bei der Flexion ist das Verhältnis umgekehrt. Abduktions- und Adduktionsbewegungen werden zu 1/3 im distalen und zu 2/3 im proximalen Handgelenk ausgeführt
- **Mobilisationsrichtungen:** Gleitmobilisationen nach dorsal und volar, Traktion
- **Verriegelte Stellung:** Hand in maximaler Extension.

Translatorischer Gelenktest („Reise um das Capitatum")

Um die Beweglichkeit der einzelnen Handwurzelknochen zu prüfen, werden diese translatorisch gegeneinander bewegt.

Hierzu bietet sich folgendes Schema an:

Os capitatum	↔	Os trapezium/Os trapezoideum
Os capitatum	↔	Os scaphoideum
Os capitatum	↔	Os lunatum
Os capitatum	↔	Os hamatum
Os trapezium	↔	Os scaphoideum
Os scaphoideum	←	Radius
Os scaphoideum	↔	Os lunatum
Os lunatum	←	Radius
Os lunatum	↔	Os triquetrum
Os triquetrum	←	Ulna
Os triquetrum	↔	Os hamatum

↔ gegeneinander bewegen
← „Pfeilbasis" fixieren, „Pfeilspitze" bewegen

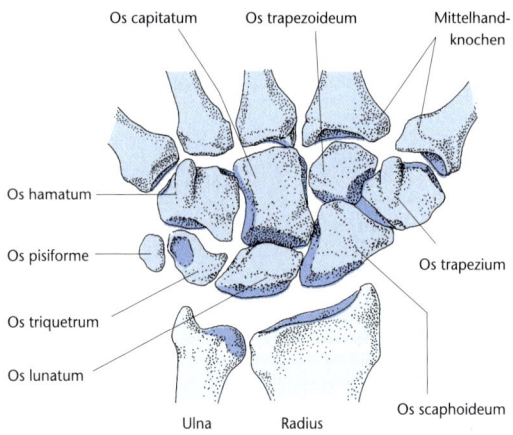

Abb. 2.12: Handwurzelskelett [L 190]

Mobilisation der einzelnen Handwurzelknochen

Indikation
Hypomobilität im Bereich der Handwurzelknochen, z.B. nach Ruhigstellung, Verletzung oder Überlastung.

Lagerung
Die Patientenhand liegt in Neutral-Null-Stellung auf dem Tisch. Je nach Handwurzelknochen sitzt oder steht der Therapeut vor der Hand oder seitlich dazu.

Tiefenkontakt
Daumen und Zeigefinger beider Hände jeweils dorsal und volar an zwei benachbarte Handwurzelknochen legen.

Mobilisation
Jeweils zwei benachbarte Handwurzelknochen gegenläufig dorsovolar verschieben, dabei die gestörte Gleitrichtung betonen. Der Mobilisationsschwerpunkt liegt im Bereich des Os lunatum und des Os scaphoideum.

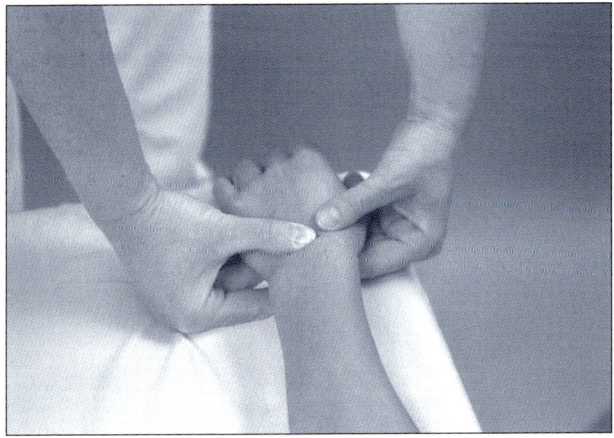

Abb. 2.13: Mobilisation der einzelnen Handwurzelknochen

Tipps & Fallen
- Neutral-Null-Stellung der Hand beim Gleiten nicht verändern
- Auf eine flächige Anlage von Daumen und Zeigefinger achten
- Ständiges Wechseln zwischen dorsaler und volarer Richtung vermeiden
- Keine Traktion während des Gleitens durchführen.

Dorsalmobilisation des Skaphoids

Indikation

Hypomobilität des Os Scaphoideum.

Lagerung

Patient und Therapeut stehen sich gegenüber. Der Therapeut umfasst mit beiden Händen die Patientenhand. Der Patientenoberarm hängt locker unter dem Schultergelenk, der Ellenbogen ist leicht flektiert.

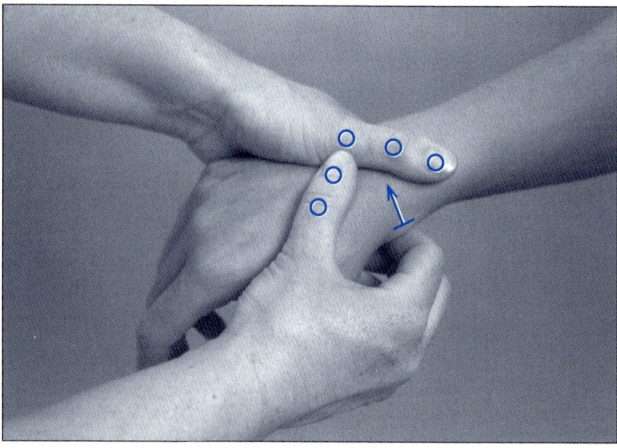

Abb. 2.14: Dorsalmobilisation des Os scaphoideum

Tiefenkontakt

Die von radial fassende Hand mit der Radialkante des Zeigefingers an der Volarseite des Skaphoids anmodellieren. Auf der Dorsalseite der Hand mit beiden Daumen die benachbarten Knochen fixieren: radialseitig Fixation von Trapezoideum und Kapitatum, ulnarseitig Fixation von Radius, Lunatum und Kapitatum.

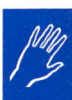

Mobilisation

Zunächst Kreisbewegungen durchführen. Dabei die Patientenhand auf der Radialseite kopfwärts und auf der Ulnarseite fußwärts führen. Im Moment der stärksten Ulnarduktion bei Mittelstellung zwischen Dorsalflexion und Volarflexion die Mobilisation durch einen impulsartigen Dorsalschub über die Zeigefingerradialkante vornehmen. Hierbei den Mobilisationsimpuls immer dann setzen, wenn die Patientenhand auf der radialen Seite nach oben geführt wird.

Tipps & Fallen

Die Fixation des Radius ist besonders wichtig, um bei der Durchführung des Dorsalimpulses eine Volarflexion in der Hand zu vermeiden.

Lunatumschaukel (Funktionsmobilisation)

Indikation: Hypomobilität des Os lunatum.

Lagerung

Patient und Therapeut stehen sich gegenüber, der Therapeut nimmt die zu mobilisierende Hand des Patienten.

Tiefenkontakt

Die Zeigefingerkuppen beider Therapeutenhände volar und die Daumen dorsal an das Os lunatum legen.

Mobilisation

Die Patientenhand mit dem Patientenarm abwechselnd nach kranial und kaudal bewegen. Während der Kranialbewegung mit Volarflexion der Patientenhand die Daumen zur Seite auf das Os triquetrum und Os scaphoideum gleiten lassen, um diese zu fixieren. Dann mit den angelegten Zeigefingerkuppen das Os lunatum nach dorsal mobilisieren. Bei der Kaudalbewegung mit Dorsalflexion der Patientenhand umgekehrt vorgehen: Hier erfolgt die Lunatummobilisation über die Therapeutendaumen nach volar, während die

Zeigefingerkuppen auf dem Os triquetrum und Os scaphoideum liegen. Die Handbewegungen und die Mobilisation weich und rhythmisch ausführen.

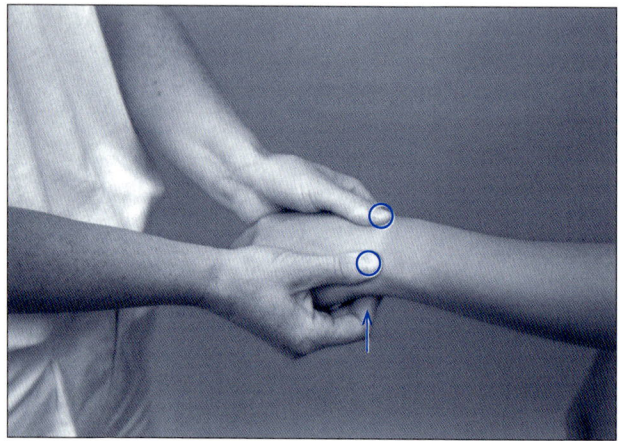

Abb. 2.15: Mobilisation des Os lunatum nach dorsal

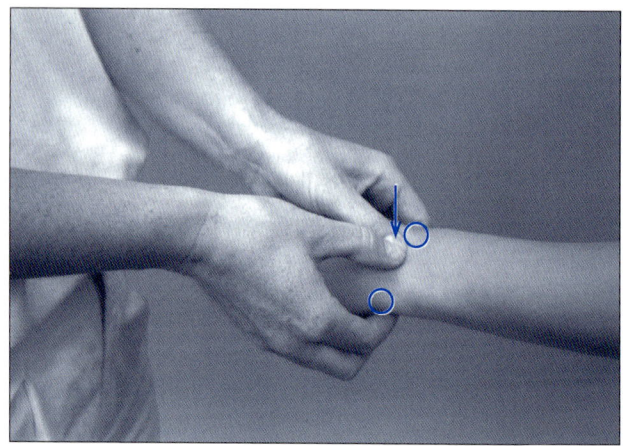

Abb. 2.16: Mobilisation des Os lunatum nach volar

Traktion im gesamten Handwurzelbereich

Indikation

Hypomobilität im Bereich der Handgelenke, z.B. nach Ruhigstellung, Verletzung oder Überlastung.

Lagerung

Der Patientenarm liegt mit der Volarseite auf dem Tisch. Die Hand ragt über die Kante hinaus und befindet sich in Neutral-Null-Stellung. Der Therapeut steht auf der Ulnarseite der Patientenhand.

Tiefenkontakt

Den Radius durch Umfassen des distalen Unterarmes fixieren. Mit der Mobilisationshand die Mittelhand im Bereich der Metakarpalbasen umgreifen.

Mobilisation

Eine rhythmische Traktion in Verlängerung der Unterarmlängsachse durchführen.

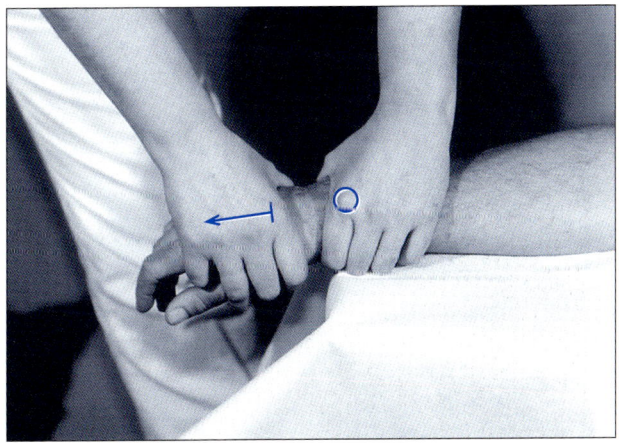

Abb. 2.17: Traktion über alle Handwurzelreihen

Gleitmobilisation der distalen Handwurzelreihe nach volar

Indikation
Einschränkung der Extension im Mediokarpalgelenk.

Lagerung
Der Patient sitzt. Die Volarseite des Patientenunterarms liegt auf dem Tisch. Die Hand ragt über die Tischkante hinaus und steht in Neutral-Null-Stellung. Der Therapeut befindet sich an der Ulnarseite der Hand.

Tiefenkontakt
Den gestreckten Zeigefinger der proximalen Therapeutenhand von volar längs auf die proximale Handwurzelreihe legen und diese *aktiv* fixieren. Mit der Schwimmhaut der distalen Hand von dorsal senkrecht die distale Handwurzelreihe umfassen.

Mobilisation
Zunächst eine leichte Schutztraktion durchführen. Dann aus der Neutral-Null-Stellung der Hand senkrecht zur distalen Handwurzelreihe nach volar mobilisieren. Der Mobilisationsschub erfolgt aus dem gesamten Therapeutenarm: Schwimmhaut, Ellenbogen und Schulter stehen in einer Achse.

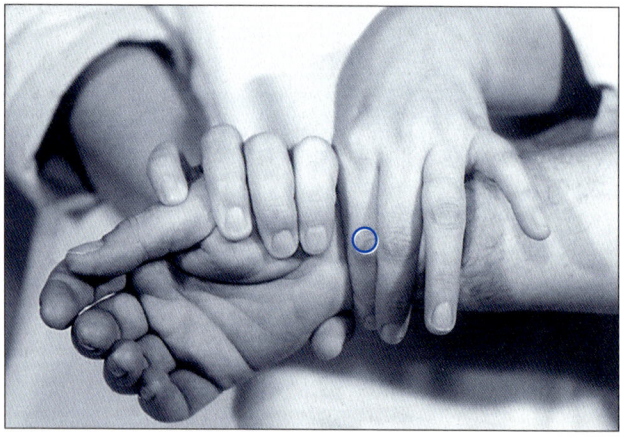

Abb. 2.18: Gleitmobilisation der distalen Handwurzelreihe nach volar

Gleitmobilisation der distalen Handwurzelreihe nach dorsal

Indikation
Einschränkung der Volarflexion im Mediokarpalgelenk.

Lagerung
Lagerungsmöglichkeit für Patienten mit eingeschränkter Supination: Der Patientenarm liegt mit der Ulnarkante auf dem Tisch, die Hand ragt über die Tischkante hinaus. Der Therapeut sitzt oder steht vor dem Patienten.

Alternativ: Der Patient sitzt. Die Dorsalseite des in maximaler Supination und Außenrotation eingestellten Patientenarms liegt auf dem Tisch. Die Hand ragt in Neutral-Null-Stellung über die Tischkante hinaus. Der Therapeut steht seitlich zur Hand.

Tiefenkontakt
Den Zeigefinger der proximalen Therapeutenhand gestreckt von dorsal längs unter die proximale Handwurzelreihe legen und diese *aktiv* fixieren. Mit der Schwimmhaut der distalen Hand von volar senkrecht die distale Handwurzelreihe umfassen.

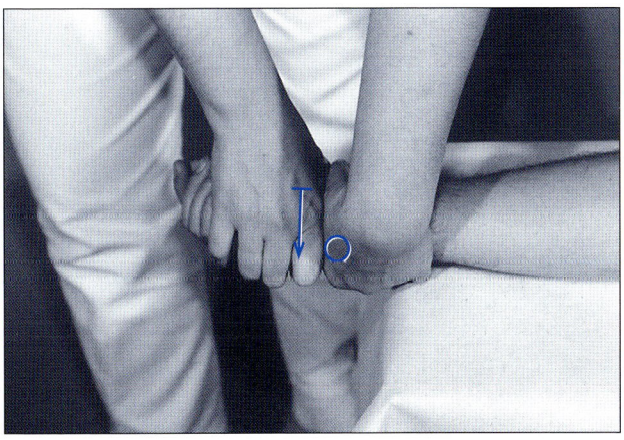

Abb. 2.19: Gleitmobilisation der distalen Handwurzelreihe nach dorsal

Mobilisation

Zunächst eine leichte Schutztraktion durchführen. Dann aus der Neutral-Null-Stellung der Hand senkrecht zur distalen Handwurzelreihe nach dorsal mobilisieren. Der Mobilisationsschub erfolgt aus dem gesamten Therapeutenarm: Schwimmhaut, Ellenbogen und Schulter stehen in einer Achse.

Gleitmobilisation der distalen Handwurzelreihe nach ulnar

Indikation
Einschränkung der Duktionsbewegung im Mediokarpalgelenk.

Lagerung
Die Patientenhand liegt mit der Ulnarkante auf dem Tisch. Die Hand ragt über die Tischkante hinaus.

Tiefenkontakt
Der Zeigefinger der proximalen Therapeutenhand fixiert von ulnar das Os triquetrum. Die Mobilisationshand wird mit der Schwimmhaut von radial an das Os trapezium angelegt. Die Patientenhand ist in Nullstellung.

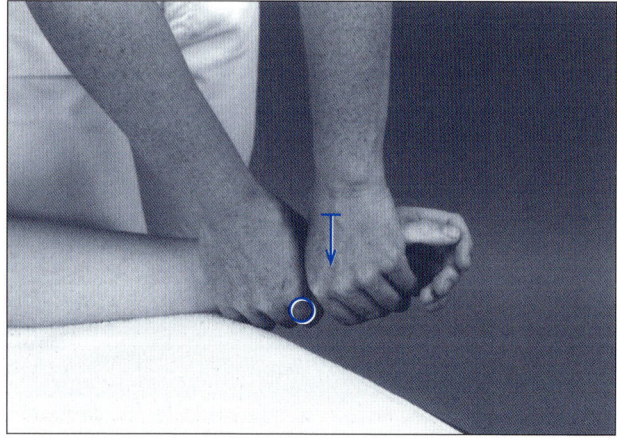

Abb. 2.20: Gleitmobilisation der distalen Handwurzelreihe nach ulnar

Mobilisation

Nach einer Schutztraktion senkrecht zur distalen Handwurzelreihe nach ulnar mobilisieren. Der Mobilisationsschub erfolgt aus dem gesamten Therapeutenarm. Funktionsbewegungen während der Mobilisation vermeiden.

Manipulation im Mediokarpalgelenk

Indikation
Blockierungen im Bereich der distalen Handwurzelreihe.

Lagerung
Patient und Therapeut stehen sich gegenüber. Der Therapeut umfasst mit beiden Händen die Patientenhand. Der Patientenoberarm hängt locker unter dem Schultergelenk, der Ellenbogen ist leicht flektiert.

Tiefenkontakt
Die Zeigefinger von volar unter die proximale Handwurzelreihe legen. Beide Daumenkuppen dorsal am Os capitatum und Os hamatum anmodellieren.

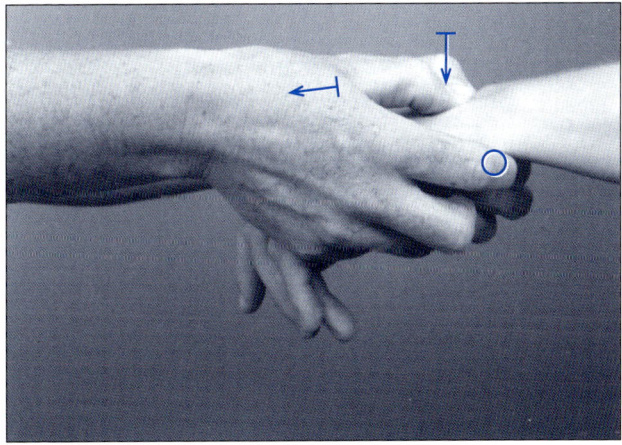

Abb. 2.21: Manipulation im Mediokarpalgelenk

Mobilisation

Zunächst Kreisbewegungen durchführen. Hierbei jeweils beim Überkreisen der Mittelstellung vormobilisieren, d.h. die Daumen arbeiten gegen die Zeigefinger nach volar. Dann durch eine sehr schnelle Traktionsbewegung mit gleichzeitiger impulsartiger Verstärkung des Volarschubes über die Daumenkuppen die Manipulation ausführen. Die Traktionsbewegung erfolgt dabei aus der Neutral-Null-Stellung der Hand durch Verlängerung des Patientenunterarmes in Richtung des Therapeuten.

Tipps & Fallen
- Während der Vormobilisation auf einen guten Tiefenkontakt mit entsprechender Vorspannung achten
- Der Zug darf nicht das Schultergelenk des Patienten belasten
- Bei der Manipulation aus der Neutral-Null-Stellung Funktionsbewegungen der Patientenhand unbedingt vermeiden
- Der Griff kann zur Mobilisation wiederholt durchgeführt werden.

2.2.5 Proximales Handgelenk (Articulatio radiocarpea)

Anatomie
- **Gelenktyp:** Eigelenk
- **Gelenkpartner:** distale Gelenkfläche des Radius, ulnarer Gelenkdiskus, konkav → proximale Handwurzelreihe (Os scaphoideum, Os lunatum, Os triquetrum), konvex
- **Gelenkspaltverlauf:** bikonkav
- **Bewegungsfreiheitsgrade:** 2 Freiheitsgrade (☞ 2.2.4)
- **Besonderheiten:** ☞ distales Handgelenk. Die Gelenkflächenebene ist zur Längsachse des Radius um ca. 10° nach palmar geneigt
- **Mobilisationsrichtungen:** dorsovolare und radioulnare Gleitmobilisation
- **Verriegelte Stellung:** Hand in maximaler Extension.

Traktion im Radiokarpalgelenk

Indikation
Hypomobilität im Radiokarpalgelenk, z.B. nach Ruhigstellung, Verletzung oder Überlastung.

Lagerung
Der Patientenarm liegt mit der Volarseite auf dem Tisch. Die Hand ragt über die Kante hinaus und befindet sich in Neutral-Null-Stellung. Der Therapeut steht auf der Ulnarseite der Patientenhand.

Tiefenkontakt
Mit der patientennahen Hand den distalen Unterarm umfassen und den Radius fixieren. Die Mobilisationshand flächig um die proximale Handwurzelreihe legen.

Mobilisation
Rhythmische Traktion in Verlängerung der Unterarmlängsachse.

Tipps & Fallen
- Darauf achten, dass die Fixationshand keinen Druck auf den Processus styloideus des Radius oder der Ulna ausübt
- Radial- bzw. ulnarseitigen Druck auf die Handwurzelknochen vermeiden.

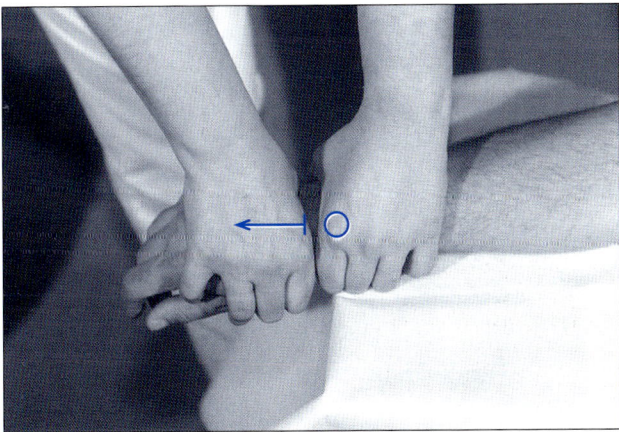

Abb. 2.22: Traktion im Radiokarpalgelenk

Gleitmobilisation der proximalen Handwurzelreihe nach volar

Indikation
Einschränkung der Extension im Radiokarpalgelenk.

Lagerung
Der Patient sitzt. Der Unterarm des Patienten liegt mit der Volarseite auf dem Tisch. Die Hand ragt über die Tischkante hinaus. Der Therapeut steht auf der Ulnarseite der Hand.

Tiefenkontakt
Mit der proximalen Hand von volar den distalen Patientenunterarm fixieren. Die Mobilisationshand von dorsal mit der Schwimmhaut senkrecht an die proximale Handwurzelreihe legen.

Mobilisation
Aus der Neutral-Null-Stellung nach einer leichten Schutztraktion senkrecht zur proximalen Handwurzelreihe nach volar mobilisieren. Der Mobilisationsschub erfolgt aus dem Arm des Therapeuten, d.h. Schwimmhaut, Ellenbogen und Schulter stehen in einer Achse. Den Mobilisationsschub keinesfalls übermäßig forcieren. Funktionsbewegungen während der Mobilisation vermeiden.

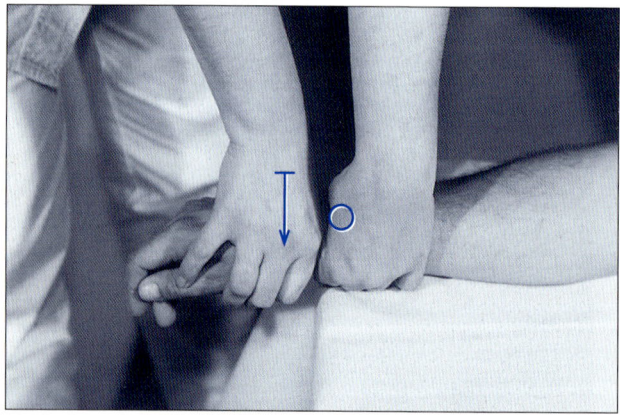

Abb. 2.23: Gleitmobilisation der proximalen Handwurzelreihe nach volar

Gleitmobilisation der proximalen Handwurzelreihe nach dorsal

Indikation
Einschränkung der Volarflexion im Radiokarpalgelenk.

Lagerung
Lagerungsmöglichkeit für Patienten mit eingeschränkter Supination: Den Patientenarm mit der Ulnarkante auf dem Tisch lagern, die Hand ragt über die Tischkante hinaus. Der Therapeut sitzt oder steht an der Volarseite der Patientenhand.

Alternativ: Der Patient sitzt. Der Patientenarm liegt in Supination und Außenrotation mit der Dorsalseite auf dem Tisch. Die Hand ragt über die Tischkante hinaus und ist in ca. 15° Volarflexion eingestellt.

Tiefenkontakt
Mit der proximalen Hand den distalen Patientenunterarm von dorsal fixieren. Die Mobilisationshand von volar mit der Schwimmhaut senkrecht an die proximale Handwurzelreihe legen. Anschließend die Patientenhand in leichter Volarflexion einstellen, entsprechend der Stellung der Radiuspfanne.

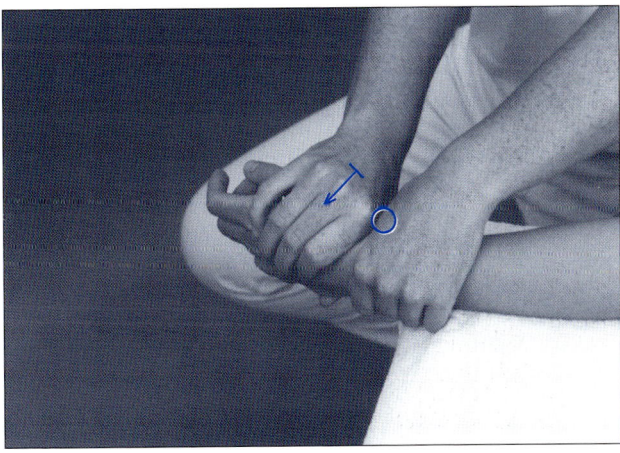

Abb. 2.24: Gleitmobilisation der proximalen Handwurzelreihe nach dorsal

Mobilisation

Aus leichter Volarflexion nach einer Schutztraktion senkrecht zur proximalen Handwurzelreihe nach dorsal mobilisieren. Der Mobilisationsschub erfolgt aus dem Arm des Therapeuten, d.h. Schwimmhaut, Ellenbogen und Schulter stehen in einer Achse. Den Mobilisationsschub keinesfalls übermäßig forcieren, Funktionsbewegungen unter der Mobilisation vermeiden.

Gleitmobilisation der proximalen Handwurzelreihe nach ulnar

Indikation
Einschränkung der Radialduktion im Radiokarpalgelenk.

Lagerung
Die Patientenhand liegt mit der Ulnarkante auf dem Tisch. Die Hand ragt über die Tischkante hinaus.

Tiefenkontakt
Mit der proximalen Therapeutenhand von ulnar den distalen Patientenunterarm fixieren. Die Mobilisationshand mit der Schwimmhaut von radial an das Skaphoid legen und die Patientenhand in leichter Radialduktion einstellen.

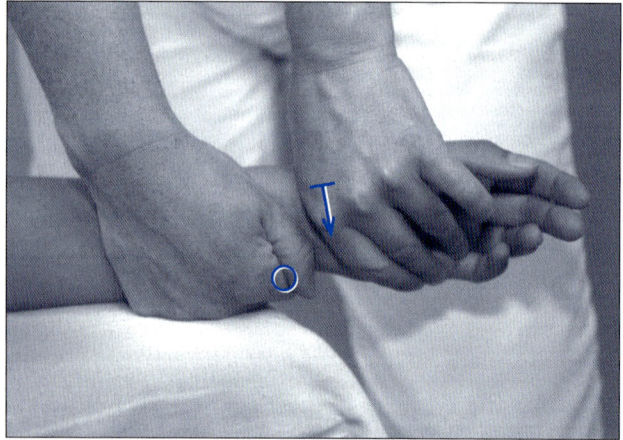

Abb. 2.25: Gleitmobilisation der proximalen Handwurzelreihe nach ulnar

Mobilisation

Aus der Nullstellung oder aus leichter Radialduktion (variabel) nach einer Schutztraktion senkrecht zur proximalen Handwurzelreihe nach ulnar mobilisieren. Funktionsbewegungen während der Mobilisation vermeiden.

Gleitmobilisation der proximalen Handwurzelreihe nach radial

Indikation: Einschränkung der Ulnarduktion im Radiokarpalgelenk.

Lagerung ☞ Gleitmobilisation nach ulnar.

Tiefenkontakt

Mit der proximalen Therapeutenhand den distalen Patientenunterarm von radial fixieren. Den Zeigefinger der Mobilisationshand von ulnar um das Os triquetrum legen. Anschließend die Patientenhand in leichter Ulnarduktion einstellen, um die Prominenz des Processus styloideus radii zu vermindern.

Mobilisation

Zunächst eine Schutztraktion durchführen. Dann aus leichter Ulnarduktionsstellung senkrecht zur proximalen Handwurzelreihe nach radial und distal mobilisieren.

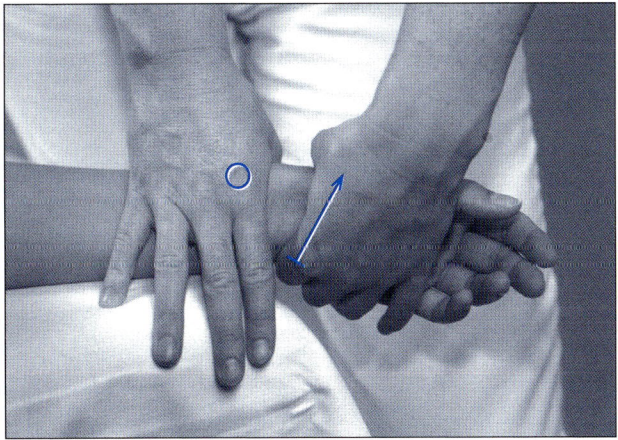

Abb. 2.26: Gleitmobilisation der proximalen Handwurzelreihe nach radial

Manipulation im Radiokarpalgelenk

Indikation

Blockierungen im Bereich der proximalen Handwurzelreihe.

Lagerung

Patient und Therapeut stehen sich gegenüber. Der Therapeut umfasst mit beiden Händen die Patientenhand. Der Oberarm des Patienten hängt locker unter dem Schultergelenk, der Ellenbogen ist leicht flektiert.

Tiefenkontakt

Die Zeigefinger von volar unter die proximale Handwurzelreihe legen. Beide Daumenkuppen nebeneinander von dorsal auf dem distalen Unterarm anmodellieren.

Mobilisation

Zunächst Kreisbewegungen durchführen. Hierbei jeweils beim Überkreisen der Mittelstellung vormobilisieren, d.h. die Zeigefinger arbeiten nach dorsal. Dann durch eine schnelle Traktionsbewegung mit gleichzeitiger impulsartiger Verstärkung des Dorsalschubes über die Zeigefinger die Manipulation ausführen. Die Traktionsbewegung erfolgt aus der Neutral-Null-Stellung der Hand durch Verlängerung des Patientenunterarmes in Richtung des Therapeuten.

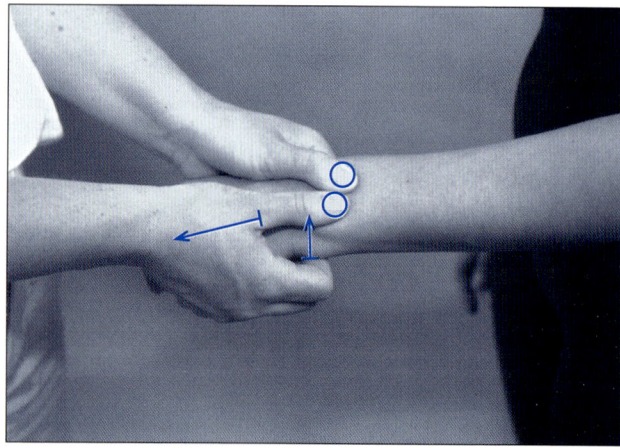

Abb. 2.27: Manipulation im Radiokarpalgelenk

Tipps & Fallen

- Während der Vormobilisation auf einen guten Tiefenkontakt und auf die Vorspannung achten
- Der Zug darf nicht das Schultergelenk des Patienten belasten
- Bei der Manipulation aus der Neutral-Null-Stellung Funktionsbewegungen der Patientenhand unbedingt vermeiden
- Der Griff kann zur Mobilisation wiederholt durchgeführt werden.

3.1	Befunderhebung	74
3.2	Manuelle Therapie	75
	Ellenbogentest	77
	Traktion am distalen Radius	78
	Traktion im Humeroulnargelenk	79
	Dorsalmobilisation des Radiusköpfchens	80
	Ventralmobilisation des Radiusköpfchens	81
	Ventralmobilisation des Radiusköpfchens (Schwengeltechnik)	82
	Ventralisierender Impuls am Radiusköpfchen (Manipulation)	83
	Radioulnares Gleiten	84
	Seitneigungsfedern	85

Ellenbogengelenke 3

3.1 Befunderhebung

Anamnese ☞ 1.4.1
- Bewegungseinschränkung: z.B. nach akuten Fehlbelastungen oder nach Ruhigstellung bei Traumen und Frakturen
- Schmerzen
  - Funktionell: beim Händedruck, Greifen und Bewegen des Handgelenkes gegen Widerstand
  - Lokalisation.

Orthopädische Untersuchung ☞ 1.4.2

Inspektion
- Epicondylus medialis und lateralis
- Olekranonspitze
- Symmetrie des Hüterschen Dreiecks bei Armbeugung (gleichschenkeliges Dreieck zwischen den Epikondylen und dem Olekranon.

Palpation
- Epicondylus medialis humeri mit Ursprung der Flexoren des Unterarms
- Sulcus nervi ulnaris
- Epicondylus lateralis humeri mit Ursprung der Unterarmextensoren
- Gelenkspalt des Humeroradialgelenkes
- Radiusköpfchen mit Ligamentum annulare radii
- Olekranonspitze mit Ansatz des M. triceps brachii
- Fossa olecrani.

Bewegungsprüfung: Aktive und passive Beweglichkeit der Ellenbogengelenke.

Untersuchung der Muskelfunktion und Bandführung

Manualmedizinische Untersuchung

Prüfung des Gelenkspiels
- **Humeroradialgelenk:** Traktion und dorsoventrales Gleiten (Extension/Flexion)
- **Humeroulnargelenk:** Am Humeroulnargelenk ist eine Prüfung des Gelenkspiels auf Grund der anatomischen Verhältnisse nur im Sinne der Traktion möglich

- **Proximales Radioulnargelenk:** dorsoventrales Gleiten (Pronation/Supination).

Differentialdiagnostik

Erkrankungen, die sich hinter rezidivierenden Blockierungen im Bereich der Ellenbogengelenke verbergen können:
- Epicondylitis humeri radialis und ulnaris, Arthrose, freie Gelenkkörper, Styloiditis radii, Erkrankungen der Schulter- und Schultergürtelgelenke und der Halswirbelsäule
- Postoperative und posttraumatische Zustände.

Tipps & Fallen

Die Therapie der Epicondylitis humeri radialis bzw. ulnaris umfasst mehrere Behandlungsansätze:
- Wiederherstellung des Gelenkspiels
- Dehnung der Handgelenksextensoren bzw. -flexoren
- Behandlung der Halswirbelsäule.

Bei therapieresistenten Beschwerden an eine Blockierung des proximalen Radioulnargelenkes denken.

3.2 Manuelle Therapie ☞ 1.5

Anatomie

Das Ellenbogengelenk (Articulatio cubiti) setzt sich aus 3 Teilgelenken zusammen, die gemeinsam von einer Gelenkkapsel umschlossen werden.

Articulatio humeroradialis

- **Gelenktyp:** anatomisch ein Kugelgelenk, funktionell sind jedoch nur Bewegungen um 2 Achsen möglich
- **Gelenkpartner:** Capitulum humeri, konvex → Fovea articularis capitis radii (Radiusköpfchen), konkav
- **Gelenkspaltverlauf:** nahezu senkrecht zur Längsachse des Radius
- **Bewegungsfreiheitsgrade:** 2 Freiheitsgrade
  - Extension/Flexion 150/0/10°
  - Pronation/Supination 90/0/90°

- **Mobilisationsrichtungen:** Traktion in Längsrichtung des Radius, dorsoventrale Gleitmobilisation
- **Verriegelte Stellung:** 90° Flexion und 5° Supination.

Articulatio humeroulnaris
- **Gelenktyp:** Scharniergelenk
- **Gelenkpartner:** Trochlea humeri, konvex → Incisura trochlearis ulnae, konkav
- **Gelenkspaltverlauf:** nahezu senkrecht zur Ulnalängsachse
- **Bewegungsfreiheitgrade:** 1 Freiheitsgrad. Flexion/Extension 140/0/10°
- **Besonderheiten:** knöcherne Führung durch eine rinnenförmige Vertiefung in der Trochlea humeri und eine entsprechende Führungsleiste in der Incisura trochlearis ulnae
- **Mobilisationsrichtung:** Traktion bei flektiertem Ellenbogengelenk, radioulnares Gleiten
- **Verriegelte Stellung:** maximale Extension und Supination.

Articulatio radioulnaris proximalis
- **Gelenktyp:** Radgelenk (Drehgelenk)
- **Gelenkpartner:** Circumferentia articularis radii (äußerer Umfang des Radiusköpfchens) → Incisura radialis ulnae → Ligamentum annulare radii
- **Gelenkspaltverlauf:** ringförmig
- **Bewegungsfreiheitsgrade:** 1 Freiheitsgrad. Pronation/Supination 90/0/90° (im Zusammenspiel mit dem Humeroradialgelenk und dem distalen Radioulnargelenk)
- **Besonderheiten:** Die Circumferentia articularis des Radius dreht sich in der Incisura der Ulna und im Ligamentum annulare radii. In Supinationsstellung ist das Ligamentum annulare entspannt
- **Mobilisationsrichtungen:** Traktion, dorsoventrales Gleiten
- **Verriegelte Stellung:** maximale Pronation und Supination.

Ellenbogentest

Indikation
Überprüfung des Gelenkspiels der einzelnen Teilgelenke.

Lagerung
Patient und Therapeut stehen sich gegenüber. Die Oberarme des Patienten hängen locker neben seinem Körper. Die Patientenhände liegen an der Taille des Therapeuten. Arme und Schultern sind entspannt.

Humeroulnargelenk

Tiefenkontakt
Ellenbogen von dorsal umfassen und Zeige- sowie Mittelfinger auf das proximale Olekranon legen.

Test
Beide Arme in der Endstreckung federn und das Endgefühl prüfen.

Humeroradialgelenk

Tiefenkontakt
Die Zeigefinger auf Höhe des Gelenkspaltes zwischen Humerus und Radius legen.

Test
Beide Ellenbogen beugen und strecken. Hierbei auf das Gelenkspiel zwischen Radiusköpfchen und Humerus achten.

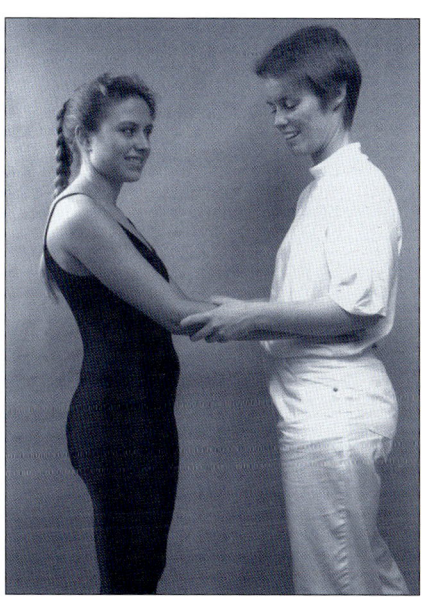

Abb. 3.1: Untersuchung der Ellenbogenteilgelenke, hier Humeroradialgelenk

Proximales Radioulnargelenk

Tiefenkontakt
Die Unterarme des Patienten auf die Therapeutenunterarme legen und die Zeigefinger ulnarseitig am Radiusköpfchen anmodellieren.

Test
Patient führt über die Unterarme eine langsame, endgradige Pronation und Supination durch. Bei der Pronation das Dorsalgleiten und bei der Supination das Ventralgleiten des Radiusköpfchens im Seitenvergleich beurteilen.

Traktion am distalen Radius

Indikation
Einschränkung des Gelenkspiels im Humeroradialgelenk, Einschränkung der Pronation und Supination.

Lagerung
Der Patient befindet sich in Rückenlage. Seitlich neben der Behandlungsliege steht der Therapeut mit Blickrichtung zum Kopf. Der Arm des Patienten ist in variabler Ellenbogenflexion eingestellt.

Tiefenkontakt
Mit der patientennahen Hand von ventral den distalen Patientenoberarm fixieren. Die patientenferne Hand an den distalen Radius legen.

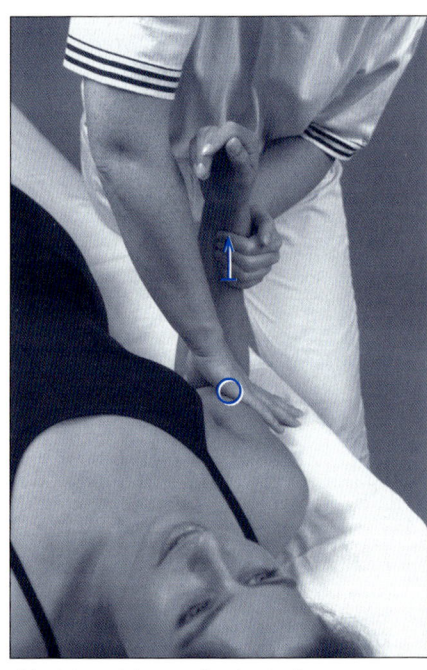

Abb. 3.2: Traktion am distalen Radius

Mobilisation

Aus gehaltener Vorspannung eine Traktion in Verlängerung des Unterarmes durchführen. Hierbei weich und rhythmisch federnd arbeiten.

Tipps & Fallen

- Mit der distalen Therapeutenhand *nicht* den gesamten Unterarm, sondern nur den Radius umfassen (Lumbrikalgriff).
- Neben der Traktion im Humeroradialgelenk erfolgt bei dem Therapiegriff auch eine Mobilisation zwischen Radius und Ulna.

Traktion im Humeroulnargelenk

Indikation

Einschränkung des Gelenkspiels bzw. der Kapselelastizität im Humeroulnargelenk.

Lagerung

Der Patient liegt auf dem Rücken. Seitlich neben der Behandlungsliege sitzt der Therapeut mit Blickrichtung zum Kopf. Der Patientenarm ist in variabler Ellenbogenflexion (maximal 90°) eingestellt. Der Unterarm des Patienten liegt an der Therapeutenschulter.

Tiefenkontakt

Von dorsal über die Schwimmhaut der patientenfernen Hand durch Anle-

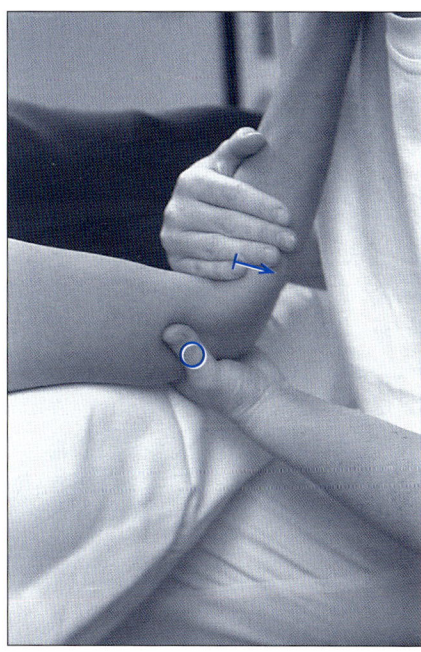

Abb. 3.3: Traktion im Humeroulnargelenk

gen an den M. triceps brachii den Oberarm nach kranial fixieren. Die patientennahe Hand ventral am proximalen Patientenunterarm anlegen.

Mobilisation
Aus gehaltener Vorspannung senkrecht zum Unterarm weich und rhythmisch federnd mobilisieren.

Dorsalmobilisation des Radiusköpfchens

Indikation
Einschränkung der Pronation und Ellenbogenextension.

Lagerung
Der Patient sitzt. Seitlich neben ihm steht der Therapeut. Der Unterarm des Patienten liegt in leichter Supination und 80–90° Flexion auf der Behandlungsliege.

Tiefenkontakt
Mit der Haltehand von dorsal die Ulna fixieren. Die Arbeitshand mit dem Daumenballen ventral am proximalen Radiusende anmodellieren.

Mobilisation
Einen Dorsalschub senkrecht zur Unterarmlängsachse durchführen.

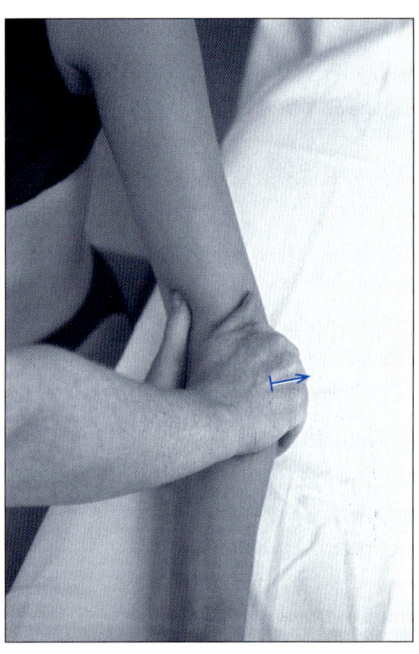

Abb. 3.4: Dorsalmobilisation des Radiusköpfchens

Ventralmobilisation des Radiusköpfchens

Indikation
Einschränkungen der Supination und Ellenbogenflexion.

Lagerung
Der Patient sitzt oder steht, vor ihm befindet sich der Therapeut. Der Unterarm des Patienten ist in leichter Supination und 80°–90° Ellenbogenflexion eingestellt und auf der Bank gelagert.

Tiefenkontakt
Mit der Haltehand von ventral die Ulna fixieren. Die Arbeitshand von dorsal entweder mit dem Zeigefinger längs oder mit den Fingern 3 und 4 quer an das proximale Radiusende legen.

Mobilisation
Senkrecht zur Unterarmlängsachse einen Zug nach ventral geben. Dabei direkten Druck auf das Radiusköpfchen vermeiden.

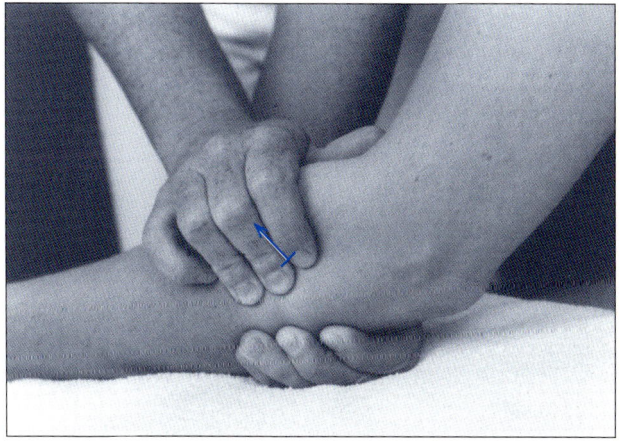

Abb. 3.5: Ventralmobilisation des Radiusköpfchens

Ventralmobilisation des Radiusköpfchens (Schwengeltechnik)

Indikation

Einschränkungen der Supination und Ellenbogenflexion, Blockierung des Radiusköpfchens.

Lagerung

Patient und Therapeut stehen sich gegenüber. Der Arm des Patienten hängt locker neben seinem Körper.

Tiefenkontakt

Mit der patientennahen Hand die Ulna und den distalen Oberarm so umfassen, dass die Langfinger dorsal und der Daumen ventral liegen (= Durchschlagbremse).

Distal des Radiusköpfchens über den 3. und 4. Finger der patientenfernen Hand von dorsal Kontakt mit dem Radius aufnehmen. Den Daumen auf der Ventralseite ablegen.

Mobilisation

Über die Finger am Radius wiederholt einen ventralisierenden Impuls geben (= Schwengeln). Dabei Tiefenkontakt und Vorspannung am Radius aufrechterhalten, um Periostschmerzen während des Impulses zu vermeiden.

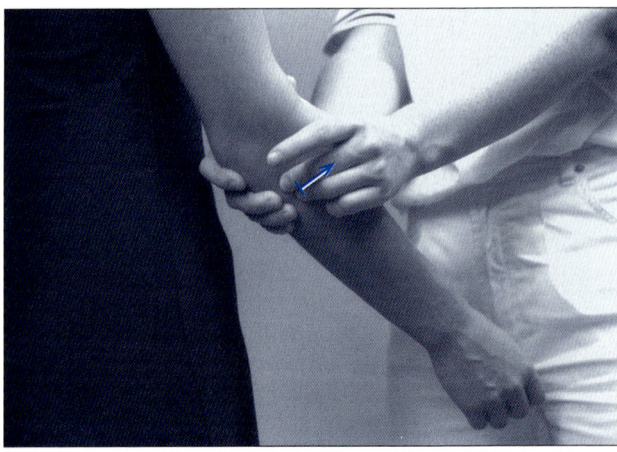

Abb. 3.6: Ventralmobilisation (Schwengeltechnik) des Radiusköpfchens

Ventralisierender Impuls am Radiusköpfchen (Manipulation)

Indikation
Blockierung des Radiusköpfchens, Einschränkung der Supination.

Lagerung
Der Therapeut steht seitlich neben dem Patienten. Der Patientenarm ist zunächst in Ellenbogenflexion und Supination eingestellt.

Tiefenkontakt
Mit der Mobilisationshand den Ellenbogen umgreifen. Dabei die Ulnarkante des Daumens am proximalen Radius in die Muskelnische zwischen Radius und Ulna legen. Mit der Fixationshand den distalen Unterarm umfassen.

Mobilisation
Den Patientenarm in Extension und Pronation führen. Hierbei eine Restbeugung von 10–15° aufrechterhalten. Beim Einstellen der Armhaltung den Daumenkontakt am Radius nicht verlieren. In dieser Stellung den Patientenunterarm am Becken des Therapeuten fixieren. Anschließend mit der patientennahen Hand am Radius über den Daumen einen ventralisierenden Impuls geben.

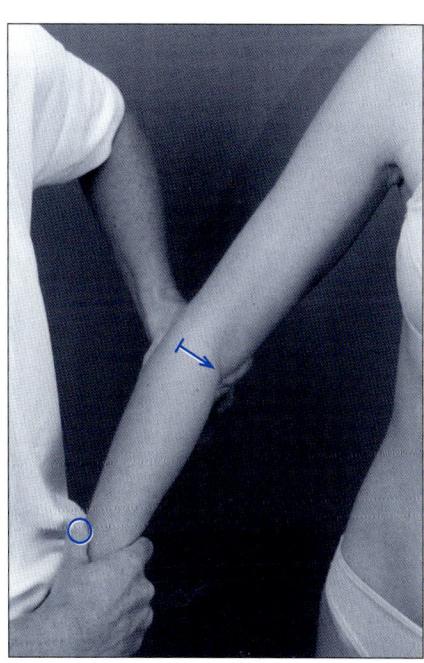

Abb. 3.7: Ventralmanipulation am Radiusköpfchen

Radioulnares Gleiten

Indikation
Einschränkung des Gelenkspiels im Ellenbogengelenk, Epicondylitis radialis bzw. ulnaris.

Lagerung
Der Patient befindet sich in Rückenlage. Seitlich neben ihm steht oder sitzt der Therapeut mit Blickrichtung zum Kopf. Der Arm des Patienten ist in leichter Ellenbogenflexion (ca. 15°) und Supination auf der Behandlungsliege abgelegt.

Tiefenkontakt
Die patientennahe Hand mit der Schwimmhaut von medial am proximalen Unterarm anmodellieren. Den Kleinfingerballen der patientenfernen Hand von lateral an den distalen Oberarm legen. Die Unterarme in Schubrichtung einstellen.

Mobilisation
Senkrecht zu beiden Gelenkpartnern einen gegenläufigen Schub in Verlängerung des Gelenkspaltes durchführen.

Mobilisation in die *entgegengesetzte Richtung:* Die patientenferne Hand mit der Schwimmhaut lateral am proximalen Unterarm und

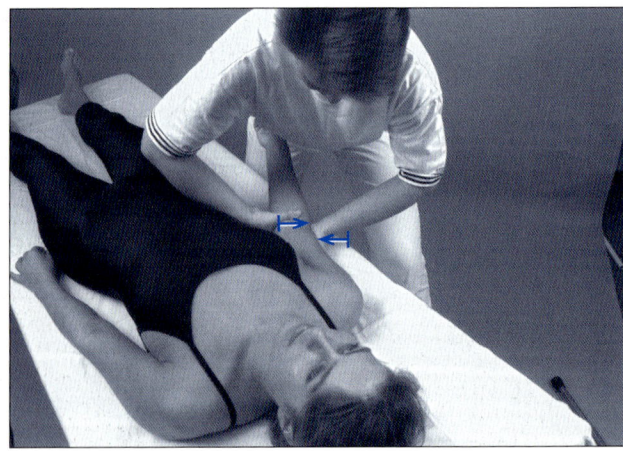

Abb. 3.8: Radioulnares Gleiten am Ellenbogengelenk

die patientennahe Hand mit dem Kleinfingerballen medial am distalen Oberarm anmodellieren.

Tipps & Fallen
Auf eine flächige Anlage der Therapeutenhände achten, um Periostschmerzen an den Epikondylen zu vermeiden.

Seitneigungsfedern

Indikation
Epicondylitis humeri radialis bzw. ulnaris, Weichteildehnung.

Lagerung
Der Patient steht hinter dem Therapeuten. Auf der Therapeutenschulter liegt der Arm des Patienten in leichter Anteversion, Außenrotation und Supination. Der Ellenbogen ist ca. 10° flektiert.

Tiefenkontakt
Mit der patientenfernen Hand den distalen Unterarm umfassen und einen leichten Zug ausüben. Die Schwimmhaut oder Handfläche der patientennahen Hand seitlich an den medialen bzw. lateralen Gelenkspalt legen. Unterarm in Verlängerung der Gelenklinie einstellen.

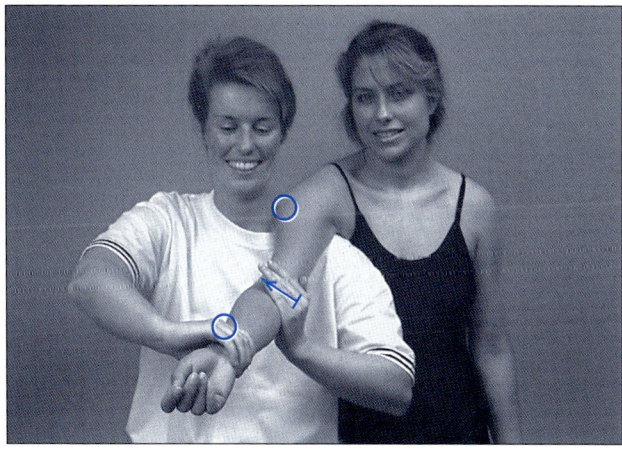

Abb. 3.9: Seitneigungsfedern am Ellenbogengelenk nach radial

Mobilisation

Dehnung der **lateralen Seite:** Unter gehaltener Traktion einen Schub von medial nach lateral in Verlängerung des Gelenkspaltes geben. Dabei *schnell* weich und rhythmisch federn.

Dehnung der **medialen Seite:** Die Therapeutenhände wechseln und den Schub von lateral nach medial geben.

4.1	Befunderhebung	88	4.2.2 Akromioklavikulargelenk (ACG)	100
4.2	Manuelle Therapie	90	Traktion	101
4.2.1	Schultergelenk		Ventralgleiten im ACG	102
	(Articulatio humeri)	90	Dorsalgleiten im ACG	103
	Postisometrische		Innenrotatorische	
	Entspannungstechnik		Mobilisation im ACG	104
	für die Schultermuskulatur	91	Außenrotatorische	
	Lateraltraktion		Mobilisation im ACG	105
	(laterale Kapseldehnung)	92	4.2.3 Sternoklavikulargelenk (SCG)	106
	Gleitmobilisation des		Kaudalisierende	
	Humeruskopfes nach ventral	93	Mobilisation im SCG	106
	Gleitmobilisation		Kranialisierende	
	des Humeruskopfes nach dorsal	94	Mobilisation im SCG	108
	Mobilisation des subakromialen		Dorsokaudale Manipulation	
	Gleitweges	95	im SCG	109
	Dorsokaudale Gleitmobilisation		4.2.4 Skapulothorakale Gleitebene	110
	des Humeruskopfes	97	Mobilisation der skapulo-	
	Dorsolaterale Gleitmobilisation		thorakalen Gleitebene	111
	des Humeruskopfes	98		
	Abduktionsmobilisation aus der			
	Rückenlage: Technik der			
	Narkosemobilisation			
	(funktionelle Mobilisation)	99		

Schulter- und Schultergürtelgelenke 4

4.1 Befunderhebung

Anamnese ☞ 1.4.1
- Bewegungseinschränkung: z.B. nach akuten und chronischen Fehlbelastungen, Traumen und Frakturen mit Ruhigstellung sowie bei Arthrose und muskulären Dysbalancen
- Schmerzen bei Überkopfarbeiten oder beim Liegen auf der betroffenen Seite
- Periphere Parästhesien: z.B. bei Irritationen des Plexus brachialis
- Kraftlosigkeit im Arm
- Schweregefühl im Arm
- Schwellungen des Armes und der Hand
- Livide Verfärbung der Hand.

Orthopädische Untersuchung ☞ 1.4.2

Inspektion
ventral
- Symmetrie der Akromea
- Symmetrie der Fossae jugulares
- Akromioklavikulargelenk (AC-Gelenk)
- Verlauf der Klavikula
- Supraklavikuläre und infraklavikuläre Grube
- Symmetrie der Trapeziusränder
- Muskelrelief der Mm. deltoidei
- Symmetrie der vorderen Achselfalten
- Schulterhochstand.

lateral
- Einstellung der Schulterblätter zur Sagittal- bzw. Frontalebene
- Kontur des M. deltoideus.

dorsal
- Wirbelsäule lotrecht?
- Schulterblätter auf gleicher Höhe?
- Symmetrischer Verlauf der Spinae scapulae
- Symmetrie der hinteren Achselfalte.

Palpation
ventral
- Sternoklavikulargelenk (SC-Gelenk)
- Klavikula

- AC-Gelenk
- Akromion
- Subakromialer Raum
- Fossa jugularis
- Tonus der Trapeziusmuskulatur.

dorsal
- Angulus superior scapulae
- Angulus inferior scapulae
- Margo medialis scapulae
- Spina scapulae
- Verlauf der Dornfortsatzreihe der BWS
- Tonus der interskapulären Muskulatur (Mm. rhomboidei).

Bewegungsprüfung: Aktive und passive Beweglichkeit der Schultergelenke. Bei Blockierungen im AC- und SC-Gelenk können häufig Irritationspunkte über dem Gelenk palpiert werden, die sich beim Bewegungsversuch in die blockierte Richtung verstärken.

Untersuchung der Muskelfunktion und Bandführung.

 Tipps & Fallen
Bei der Untersuchung der Schulter müssen auch die so genannten Nebengelenke (Akromioklavikulargelenk = AC-Gelenk, Sternoklavikulargelenk = SC-Gelenk, subakromialer Gleitweg, skapulothorakale Gleitebene, Halswirbelsäule, obere Brustwirbelsäule und Kostotransversalgelenke 1–3) geprüft werden, da diese bei einer Störung die Funktion des Schultergürtels beeinträchtigen können.

Manualmedizinische Untersuchung

Prüfung des Gelenkspiels
- **Glenohumeralgelenk**
  - Lateraltraktion
  - Dorsoventrales Gleiten (Innenrotation/Außenrotation)
  - Kaudalgleiten (Abduktion und Anteversion)
- **Akromioklavikulargelenk**
  - Lateraltraktion
  - Dorsoventrales Gleiten
  - Rotationsgleiten (Außenrotation/Innenrotation des Glenohumeralgelenks)
- **Sternoklavikulargelenk:** kraniokaudales Gleiten.

Differentialdiagnostik

Erkrankungen, die sich hinter rezidivierenden Blockierungen im Bereich der Schultergelenke verbergen können:
- Degenerative Veränderungen der Rotatorenmanschette, PHS simplex, PHS calcarea, PHS pseudoparalytica, PHS ankylosans, Omarthrose, muskuläre Dysbalance mit Störung der skapulothorakalen Gleitebene, Verkürzung des M. triceps brachii und Blockierungen des zervikothorakalen Überganges sowie der oberen Rippengelenke
- Posttraumatische und postoperative Zustände.

Die genannten pathologischen Veränderungen führen häufig zu Zentrierungsstörungen des Humeruskopfes mit der Folge einer Blockierung.

Tipps & Fallen
- Grundsätzlich auch den zervikothorakalen Übergang, die oberen Kostotransversalgelenke und die Muskulatur untersuchen
- Blockierungen im Bereich der mittleren HWS sind häufig Ursache einer muskulären Dysbalance.

4.2 Manuelle Therapie ☞ 1.5

4.2.1 Schultergelenk (Articulatio humeri)

Anatomie
- **Gelenktyp:** Kugelgelenk
- **Gelenkpartner:** Cavitas glenoidalis, konkav → Caput humeri, konvex
- **Gelenkspaltverlauf:** von dorsolateral nach ventromedial
- **Bewegungsfreiheitsgrade:** 3 Freiheitsgrade
  - Anteversion/Retroversion 170/0/140°
  - Abduktion/Adduktion 180/0/40°
  - Außenrotation/Innenrotation (bei anliegendem Oberarm) 60/0/95°

- **Besonderheiten:** muskulär geführtes Gelenk mit hoher Luxationsgefährdung
- **Mobilisationsrichtungen:** Lateraltraktion, Gleitmobilisationen nach ventral, dorsal und kaudal
- **Verriegelte Stellung:** maximale Abduktion und Außenrotation.

Postisometrische Entspannungstechnik für die Schultermuskulatur

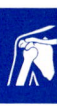

Indikation
Hypertonus der longitudinal verlaufenden Schultermuskulatur.

Lagerung
Der Patient steht hinter dem Therapeuten. Der zu behandelnde Arm liegt mit der Axilla über der Therapeutenschulter.

Tiefenkontakt
Mit beiden Händen den distalen Unterarm des Patienten locker umfassen.

Mobilisation
Eine leichte Traktion in Verlängerung der Armlängsachse durchführen und den Patienten auffordern, dagegen zu halten. Nach ca. 10–12 Sekunden den Patienten die Spannung kurzzeitig verstärken, dann entspannen lassen. Kommando: Einatmen → Ausatmen → Lockerlassen. Während der Entspannungsphase die Schulter durch Längstraktion am Arm mobilisieren.

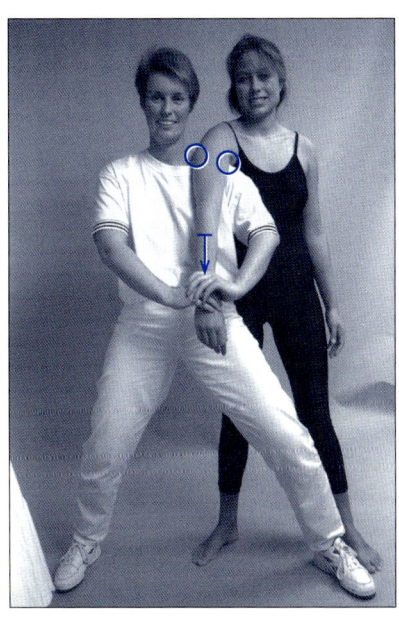

Abb. 4.1: Postisometrische Entspannungstechnik für die Schultermuskulatur

Tipps & Fallen
- Den Patienten mit nicht mehr als maximal 30 % seiner Kraft anspannen lassen
- Den Griff mehrmals wiederholen, da die Mobilisation in der Entspannungsphase nur kurzzeitig möglich ist.

Lateraltraktion (laterale Kapseldehnung)

Indikation
Hypomobilität des Schultergelenkes, Verklebungen im Bereich der Gelenkkapsel.

Lagerung
Der Patient befindet sich in Rückenlage. Seitlich neben ihm steht der Therapeut mit Blickrichtung zum Kopf. Der zu mobilisierende Arm liegt locker neben dem Körper des Patienten.

Tiefenkontakt
Mit der körperfernen Fixationshand den distalen Oberarm des Patienten umfassen und zur Entlastung des subakromialen Nebengelenkes leicht nach kaudal ziehen. Die körpernahe Mobilisations-

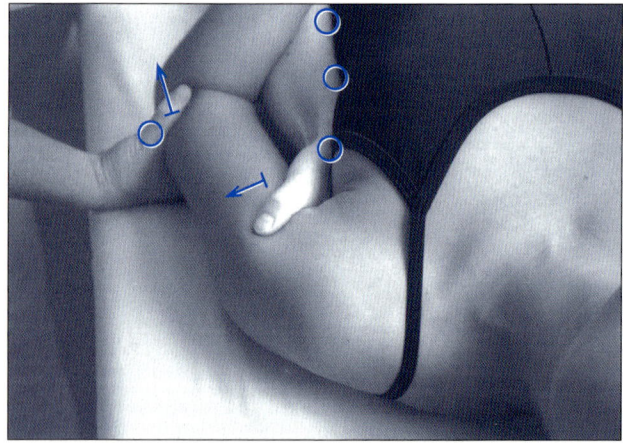

Abb. 4.2: Lateraltraktion im Glenohumeralgelenk

hand in die Achselhöhle legen, die Hohlhand zeigt dabei zum Oberarm des Patienten. Über die Radialkante des Zeigefingers und die Ventralseite des Daumens Kontakt zum Oberarm aufnehmen.

Mobilisation
Bei adduziertem Patientenarm und unter Beachtung der Gelenkachse repetitive Traktionen nach ventrolateral durchführen.

 Tipps & Fallen
Eine flächige Auflage der Mobilisationshand vermeiden, da hierdurch Irritationen der Gefäßnervenbündel an der Innenseite des Oberarmes auftreten können. Den Patienten auffordern, Missempfindungen oder Schmerzen sofort mitzuteilen.

Gleitmobilisation des Humeruskopfes nach ventral

Indikation: Einschränkungen der Außenrotation und Retroversion.

Lagerung
Der Patient sitzt an der Kante der Behandlungsliege, sein Arm hängt locker herunter. Der Therapeut steht hinter dem zu mobilisierenden Gelenk.

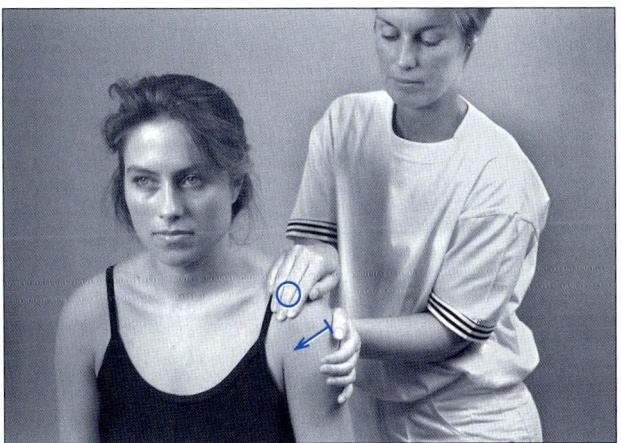
Abb. 4.3: Gleitmobilisation des Humeruskopfes nach ventral

Tiefenkontakt

Mit der patientennahen Hand von ventral das Akromion fixieren. Den Daumenballen der patientenfernen Mobilisationshand auf der Dorsalseite flächig am Humeruskopf anmodellieren.

Mobilisation

Parallel zur Schultergelenksachse rhythmische Gleitbewegungen nach medioventral durchführen.

Tipps & Fallen

Die Mobilisationshand nicht zu weit lateral am Humeruskopf anlegen, da sonst Ausweichbewegungen in die Rotation möglich sind.

Gleitmobilisation des Humeruskopfes nach dorsal

Indikation: Einschränkungen der Innenrotation und Anteversion.

Lagerung ☞ Gleitmobilisation des Humeruskopfes nach ventral.

Tiefenkontakt

Von dorsal das Schulterblatt mit der patientennahen Hand möglichst dicht am Akromion fixieren. Die Langfinger der patientenfernen

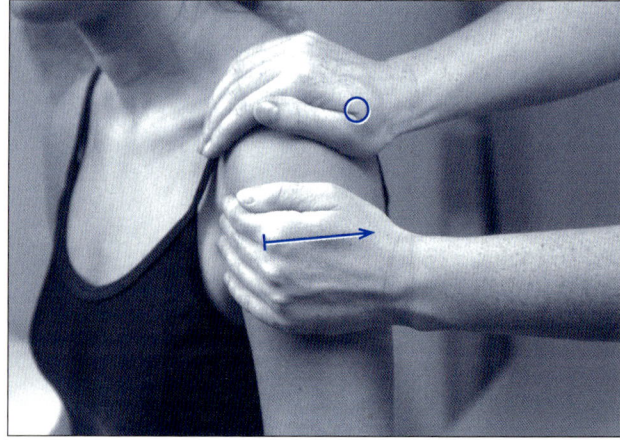

Abb. 4.4: Gleitmobilisation des Humeruskopfes nach dorsal

Mobilisationshand flächig von ventral am Humeruskopf anmodellieren. Dabei die Mittel- und Endgelenke der Langfinger strecken und die Grundgelenke beugen.

Mobilisation
Parallel zur Gelenkachse rhythmische Gleitbewegungen nach laterodorsal durchführen.

Tipps & Fallen

- Die Mobilisationshand nicht zu weit lateral anlegen, da sonst Ausweichbewegungen in die Rotation möglich sind
- Eine *punktuelle* Anlage der Langfinger vermeiden, da hierdurch Irritationen im Bereich der langen Bizepssehne auftreten können.

Mobilisation des subakromialen Gleitweges

Indikation
Gleitstörungen nach kaudal, Einschränkungen der Anteversion und Abduktion, Verklebungen im Bereich des Recessus axillaris.

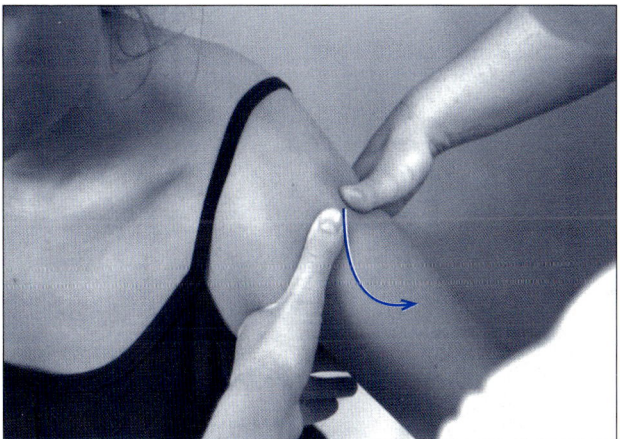
Abb. 4.5: Mobilisation des subakromialen Gleitweges

Lagerung

Der Patient sitzt an der Kante der Behandlungsliege, seitlich zu ihm steht der Therapeut. Der zu mobilisierende Arm ist in der noch schmerzfrei möglichen Abduktion eingestellt (maximal 85°) und auf dem angestellten Therapeutenbein abgelegt.

Tiefenkontakt

Die gestreckten Daumen senkrecht zur Oberarm-Längsachse möglichst dicht unterhalb des Akromions anlegen. Dabei zwischen den Daumen einen Spalt von einer Fingerbreite aussparen, um Irritationen im Bereich des Supraspinatusansatzes zu vermeiden. Die Langfinger locker in die Achselhöhle legen, ohne Druck auszuüben.

Mobilisation

Mit beiden Daumen wiederholt rhythmische Pleuelbewegungen nach kaudolateral ausführen.

Tipps & Fallen

- Oberkörpereinsatz (Gewichtsverlagerung) des Therapeuten erleichtert die Mobilisation über die Daumen
- Gegendruck durch die Langfinger vermeiden, da sonst Tiefenkontakt und Vorspannung verloren gehen
- Hauptmobilisationsrichtung ist der Kaudalschub
- Durch die zusätzliche laterale Komponente wird eine Pleuelbewegung ermöglicht und die Kapselspannung im kaudalen Bereich erhöht.

Dorsokaudale Gleitmobilisation des Humeruskopfes

Indikation
Allgemeine Mobilisierung des Schultergelenkes mit Betonung der Anteversions- und Abduktionsbewegung.

Lagerung
Der Patient liegt auf dem Rücken, dicht an der Kante der Behandlungsliege. Seitlich neben ihm sitzt der Therapeut mit Blickrichtung zum Kopf des Patienten. Der zu mobilisierende Arm ist z.B. in 45° Anteversion eingestellt und liegt an der Therapeutenschulter.

Tiefenkontakt
Mit beiden Händen den proximalen Oberarm von ventral möglichst nahe am Schultergelenk umfassen. Die Schultergürtelbewegung wird nach kaudal geführt.

Mobilisation
Senkrecht zur Oberarmlängsachse nach dorsokaudal mobilisieren.

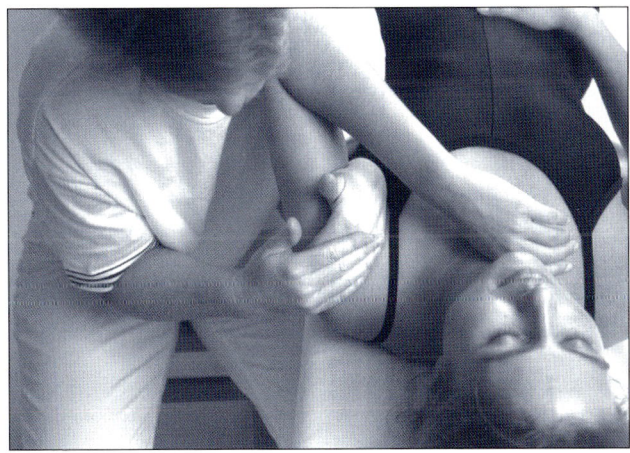

Abb. 4.6: Dorsokaudale Mobilisation des Humeruskopfes

Tipps & Fallen
- Während der Mobilisation Tiefenkontakt und Vorspannung aufrechterhalten, da sonst Mitbewegungen im Schultergürtel möglich sind
- Die Mobilisation ist aus verschiedenen Armstellungen möglich:
  - Bei 45° Anteversion sind Kaudalisierung und Dorsalisierung gleich stark ausgeprägt
  - Eine Anteversion des Armes um mehr als 45° erhöht die kaudalisierende Komponente (bis max. 90°)
  - Wird der Arm weniger als 45° angehoben, so überwiegt die dorsalisierende Komponente.

Dorsolaterale Gleitmobilisation des Humeruskopfes

Indikation
Allgemeine Mobilisation des Schultergelenkes, Einschränkung der horizontalen Adduktion.

Lagerung
Der Patient liegt auf dem Rücken, dicht an der Kante der Behandlungsliege. Seitlich zu ihm sitzt der Therapeut. Der Arm des Patienten ist z.B. in 90° Abduktion und 45° Anteversion eingestellt und wird mit dem Ellenbogen an der Schulter des Therapeuten abgestützt.

Tiefenkontakt
☞ Dorsokaudale Gleitmobilisation des Humeruskopfes.

Mobilisation
Senkrecht zur Oberarmlängsachse nach dorsolateral mobilisieren.

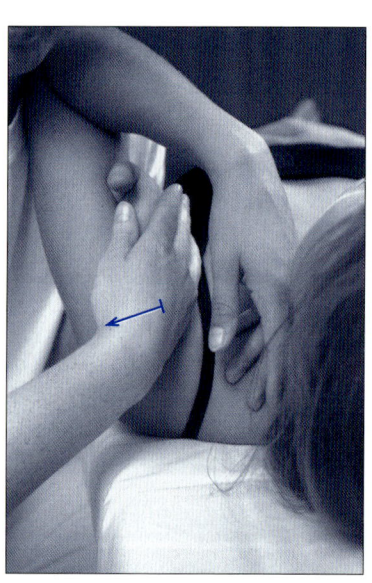
Abb. 4.7: Dorsolaterale Gleitmobilisation des Humeruskopfes

Tipps & Fallen

Die Betonung einer bestimmten Mobilisationsrichtung kann durch unterschiedliche Armeinstellungen variiert werden:
- Bei einem Anteversionswinkel unter 45° wird die dorsale Komponente verstärkt
- Eine horizontale Adduktion um mehr als 45° erhöht die laterale Komponente (bis max. 90°).
- Wird die Schulter weniger als 90° abduziert, so tritt bei der Mobilisation eine kaudalisierende Komponente hinzu.

Abduktionsmobilisation aus der Rückenlage: Technik der Narkosemobilisation (funktionelle Mobilisation)

Indikation
Einschränkung der Abduktion im Schultergelenk.

Lagerung
Der Patient liegt auf dem Rücken, dicht an der Kante der Behandlungsliege. Der laterale Skapularand schließt mit der Kante der Liege ab. Seitlich neben dem Patienten steht der Therapeut mit Blickrichtung zum Kopf. Der zu mobilisierende Arm ist max. 85° abduziert.

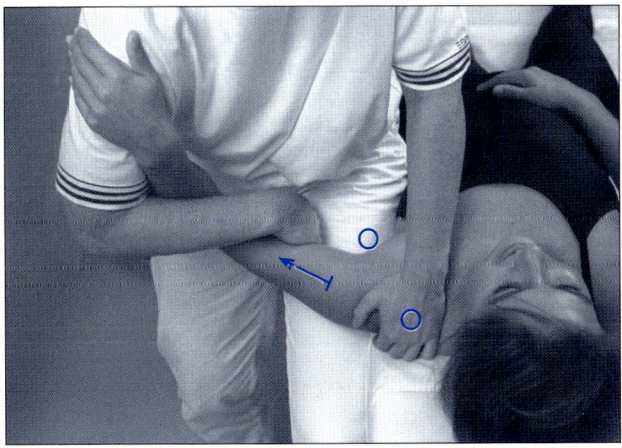

Abb. 4.8: Abduktionsmobilisation des Schultergelenkes aus der Rückenlage

Tiefenkontakt

Das patientennahe Bein in die Axilla des Patienten legen, um ein Lateralgleiten der Skapula zu verhindern. Die patientennahe Hand auf dem Akromion anmodellieren und die Schulter von kranial fixieren. Mit der patientenfernen Mobilisationshand den distalen Oberarm von lateral umgreifen.

Mobilisation

Unter Traktion in Verlängerung der Oberarmlängsachse eine Kreisbewegung des Oberarmes um die Abduktion durchführen.

Tipps & Fallen

- Auf eine flächige Anlage der Hand am distalen Oberarm achten
- Die Schmerzgrenze des Patienten nicht überschreiten
- Während der Kreisbewegung die Traktion kontinuierlich aufrechterhalten.

4.2.2 Akromioklavikulargelenk (ACG)

Anatomie

- **Gelenktyp:** anatomisch planes Gelenk, funktionell Kugelgelenk
- **Gelenkpartner:** laterales Ende der Klavikula → Facies articularis des Akromion
- **Gelenkspaltverlauf:** von dorsolateral nach ventromedial
- **Bewegungsfreiheitsgrade:** 3 Freiheitsgrade
  - translatorische Bewegungen nach ventral und dorsal
  - translatorische Bewegungen nach kranial und kaudal
  - Rotationsbewegungen zusammen mit dem Sternoklavikulargelenk
- **Besonderheiten:** Aufgrund der straffen Bandführung des Gelenkes sind nur geringe Bewegungsausschläge möglich
- **Mobilisationsrichtungen:** Lateraltraktion, Gleitmobilisationen nach dorsal und ventral, Innen- und Außenrotation
- **Verriegelte Stellung:** Arm in 90° Abduktion.

Traktion

Indikation
Irritation im ACG im Sinne einer Hypomobilität.

Lagerung
Der Patient nimmt eine aufrechte Sitzhaltung ein. Hinter ihm steht der Therapeut.

Tiefenkontakt
Von ventral mit dem Daumenballen der äußeren Hand die Klavikula nach medial fixieren. Die Kleinfingerkante der inneren Mobilisationshand von kranial am lateralen Ende der Spina scapulae anmodellieren.

Mobilisation
Bei fixierter Klavikula das ACG durch einen Lateralschub an der Spina scapulae mobilisieren. Dabei auf guten Tiefenkontakt achten.

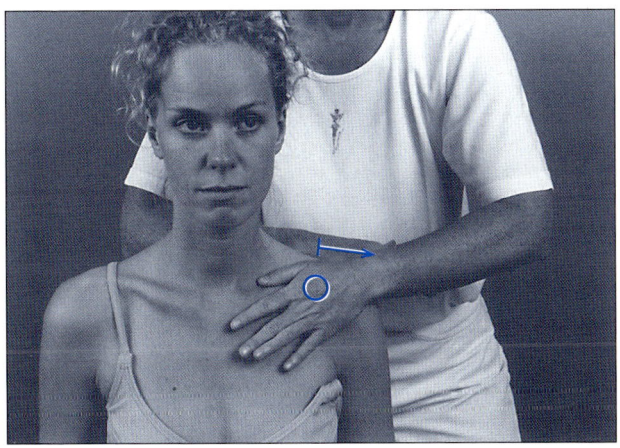

Abb. 4.9: Traktion im Akromioklavikulargelenk

Ventralgleiten im ACG

Indikation ☞ Traktion.

Lagerung

Der Patient sitzt aufrecht, seitlich hinter ihm steht der Therapeut.

Tiefenkontakt

Die patientennahe Hand mit dem Daumen von dorsal an die Klavikula legen. Der Daumen der patientenfernen Hand doppelt. Mit den Langfingern von ventral das Akromion fixieren.

Mobilisation

Über die gedoppelten Daumen entsprechend dem Gelenkspaltverlauf einen Schub nach ventromedial geben. Hierbei den Einsatz von Kraft vermeiden.

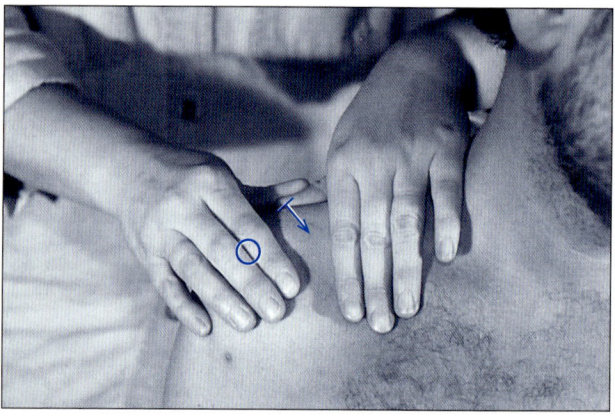

Abb. 4.10: Ventralgleiten im AC-Gelenk

Dorsalgleiten im ACG

Indikation ☞ Traktion.

Lagerung Der Patient sitzt aufrecht. Seitlich hinter ihm steht der Therapeut.

Tiefenkontakt
Mit dem Daumenballen der patientenfernen Hand von dorsal das Akromion bzw. das Schulterblatt fixieren. Mittel- und Ringfinger der patientennahen Hand möglichst gelenknah am lateralen Klavikulaende anmodellieren. Die Finger dabei flächig auflegen, um Periostschmerzen zu vermeiden.

Mobilisation
An der Klavikula entsprechend dem Verlauf der Gelenkachse einen Schub nach dorsolateral geben.

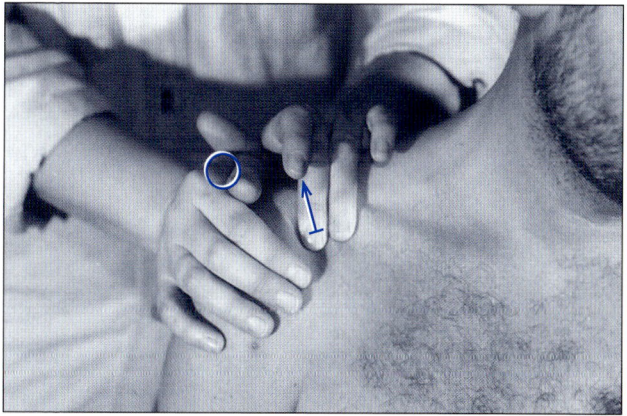

Abb. 4.11: Dorsalgleiten im AC-Gelenk

Innenrotatorische Mobilisation im ACG

Indikation
Hypomobilität mit Schmerzverstärkung bei endgradiger Außenrotation im Schultergelenk.

Lagerung
Der Patient sitzt aufrecht, seitlich hinter ihm steht der Therapeut. Der Patientenarm hängt locker herunter.

Tiefenkontakt
Mit der patientenfernen Hand das Akromion von ventral fixieren. Die Mobilisationshand mit der Radialkante der Zeigefingergrundphalanx von dorsal möglichst gelenknah am lateralen Ende der Klavikula anmodellieren.

Mobilisation
Unter leichter Vorspannung eine Nickbewegung (Bewegung nach vorne und unten im Sinne einer Innenrotation) durchführen.

 Tipps & Fallen
- Guter Tiefenkontakt verhindert Periostschmerzen
- Nickbewegung mit sehr kleiner Amplitude durchführen
- Gelenkspaltverlauf beachten
- Eine reine Kaudalmobilisation vermeiden.

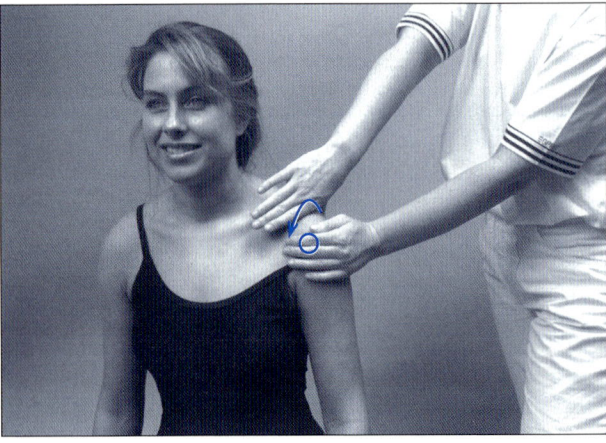

Abb. 4.12: Innenrotatorische Mobilisation im AC-Gelenk

Außenrotatorische Mobilisation im ACG

Indikation

Hypomobilität mit Schmerzverstärkung bei endgradiger Innenrotation im Schultergelenk.

Lagerung ☞ Innenrotatorische Mobilisation im ACG.

Tiefenkontakt

Mit dem Daumenballen der patientenfernen Hand das Akromion von dorsal fixieren. Die Mobilisationshand mit den Grundphalangen der Langfinger von ventral möglichst gelenknah an das laterale Ende der Kavikula legen. Hierbei die Weichteile mit einbeziehen.

Mobilisation

Eine weiche Nickbewegung (Bewegung nach hinten und oben im Sinne einer Außenrotation) ausführen.

 Tipps & Fallen
- Mit kleiner Amplitude mobilisieren
- Den Verlauf der Gelenkachse beachten.

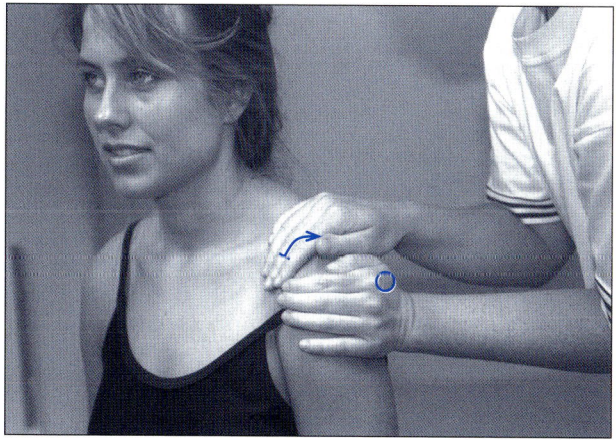

Abb. 4.13: Außenrotatorische Mobilisation im AC-Gelenk

4.2.3 Sternoklavikulargelenk (SCG)

Anatomie
- **Gelenktyp:** anatomisch Sattelgelenk, funktionell Kugelgelenk
- **Gelenkpartner:** mediales Ende der Klavikula → Incisura clavicularis des Sternums
- **Gelenkspaltverlauf:** von kaudal und lateral nach kranial und medial
- **Bewegungsfreiheitsgrade:** 3 Freiheitsgrade
  - Heben und Senken des Schultergürtels
  - Vor- und Zurückführen des Schultergürtels
  - Rotationsbewegungen zusammen mit dem Akromioklavikulargelenk über Armbewegungen
- **Besonderheiten:** faserknorpeliger Discus articularis. Straffe Bandführung des Gelenks
- **Mobilisationsrichtungen:** Gleitmobilisationen nach kaudal und kranial
- **Verriegelte Stellung:** Arm in maximaler Anteversion.

Kaudalisierende Mobilisation im SCG

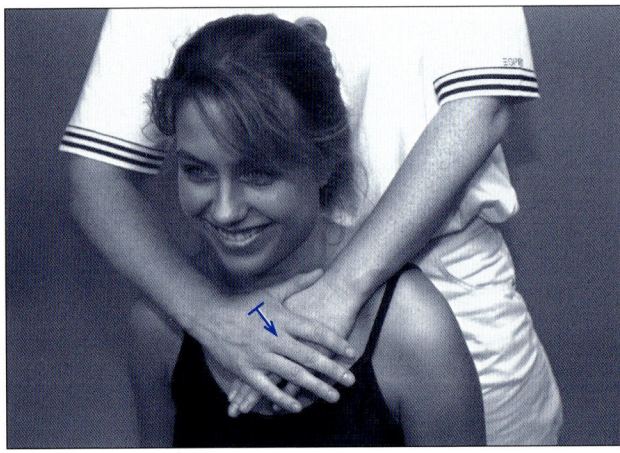

Abb. 4.14: Kaudalisierende Mobilisation im SC-Gelenk

Indikation
Schmerzverstärkung am Maximalpunkt bei endgradiger Innenrotation im Schultergelenk.

Lagerung
Der Patient sitzt aufrecht, hinter ihm steht der Therapeut. Der Patientenkopf ist zur Entspannung der Halsweichteile leicht nach lateral geneigt.

Tiefenkontakt
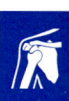
Die gleichseitige Hand mit dem Daumenballen von kranial am medialen Klavikulaende anmodellieren. Der Daumen der gegenseitigen Hand doppelt.

Mobilisation
Am medialen Klavikulaende vorsichtig einen Schub nach kaudolateral geben. Bei gutem Tiefenkontakt kann der Kaudalschub mit einer Nickbewegung (Bewegung nach kaudal und dorsal im Sinne einer Innenrotation) kombiniert werden.

 Tipps & Fallen
Behandlungstechnik ist auch aus der Rückenlage möglich.

Kranialisierende Mobilisation im SCG

Indikation
Schmerzverstärkung des Maximalpunktes bei endgradiger Außenrotation im Schultergelenk.

Lagerung ☞ Kaudalisierende Mobilisation im SCG.

Tiefenkontakt
Die eine Hand mit der Kleinfingerkante von kaudal am medialen Klavikulaende anmodellieren. Hierbei die Weichteile mit einbeziehen. Die andere Hand doppelt.

Mobilisation
Am medialen Klavikulaende vorsichtig einen Schub nach kranial geben. Bei gutem Tiefenkontakt kann der Kranialschub mit einer Nickbewegung (Bewegung nach kranial und dorsal im Sinne einer Außenrotation) kombiniert werden.

 Tipps & Fallen
Behandlungstechnik ist auch aus der Rückenlage möglich.

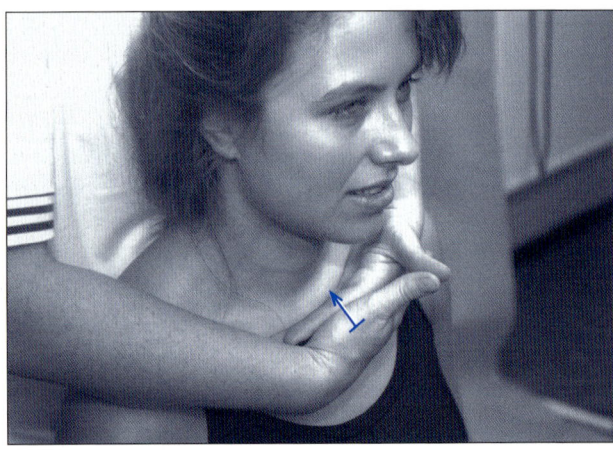

Abb. 4.15: Kranialisierende Mobilisation im SC-Gelenk

Dorsokaudale Manipulation im SCG

Indikation

Blockierung des SCG.

Lagerung

Der Patient befindet sich in Rückenlage. Am Kopfende des Patienten steht der Therapeut auf der zu behandelnden Seite. Der Patientenarm ist in Verlängerung des Klavikulaverlaufes in Abduktion eingestellt.

Tiefenkontakt

Mit der patientenfernen Hand den distalen Oberarm umgreifen. Den Unterarm des Patienten seitlich an der Taille des Therapeuten fixieren. In den Ausfallschritt gehen, sodass das äußere Bein nach vorn zeigt. Den Daumenballen der patientennahen Hand von der Gegenseite her am sternalen Ende der Klavikula anmodellieren und die Langfinger nach lateral richten. Den Ellenbogen möglichst tief halten.

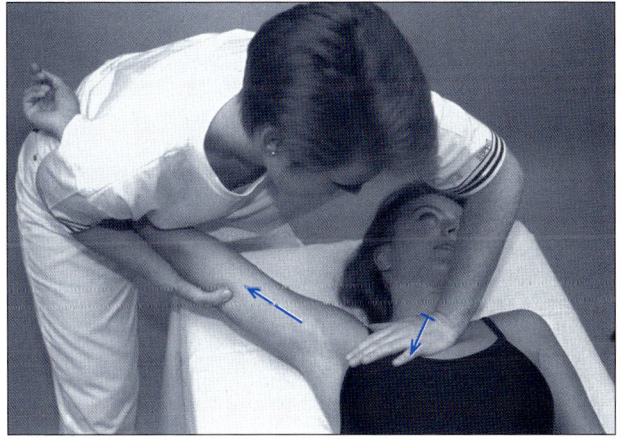

Abb. 4.16: Dorsokaudale Manipulation im SC-Gelenk

Mobilisation
Zunächst über den Daumenballen am sternalen Klavikulaende Vorspannung in dorsaler, kaudaler und lateraler Richtung aufnehmen. Gleichzeitig einen Zug am Oberarm in Verlängerung des Klavikulaverlaufes ausüben. Aus dem Ausfallschritt und der Körperverblockung heraus eine leichte Beckendrehung vornehmen. Dabei die dorsokaudolaterale Vorspannung und die Armtraktion gleichzeitig impulsartig verstärken.

Tipps & Fallen
- Den Ellenbogen der patientennahen Hand möglichst tief halten, um den Druck in die dorsale Richtung zu vermindern
- Die Vorspannung während der Manipulation aufrechterhalten
- Darauf achten, dass die Armtraktion in Verlängerung des Klavikulaverlaufes erfolgt
- Die Traktion am Arm und den dorsokaudalen Impuls *gleichzeitig* durchführen.

4.2.4 Skapulothorakale Gleitebene

Anatomie
- **Gelenktyp:** Kein echtes Gelenk. Die skapulothorakale Gleitebene besteht aus 2 Verschiebeschichten:
  - Die Ventralseite des Schulterblattes gleitet mit dem M. subscapularis auf dem M. serratus anterior
  - Der M. serratus anterior gleitet auf den Rippen und der Interkostalmuskulatur der Thoraxwand
- **Besonderheiten:** Das skapulothorakale Gleiten ist Voraussetzung für eine regelrechte Beweglichkeit des Schultergürtels
- **Mobilisationsrichtungen:** Gleitmobilisationen nach kraniokaudal, mediolateral und in diagonale Richtung, Rotation.

Mobilisation der skapulothorakalen Gleitebene

Indikation
Hypertonus und Verspannungen im Bereich der Schulterblattmuskulatur.

Lagerung
Der Patient liegt auf der Seite. Die zu mobilisierende Schulter befindet sich oben. Der Therapeut steht dicht vor dem Patienten und stützt diesen mit seinem Körper ab. Auf dem Unterarm des Therapeuten liegt der Arm des Patienten.

Tiefenkontakt
Die kopfnahe Hand auf das Akromion legen. Die fußnahe Hand am unteren Schulterblattwinkel anmodellieren.

Mobilisation
Das Schulterblatt in mehrere Richtungen mobilisieren:
- kraniokaudal
- mediolateral
- diagonal
- kreisende Bewegungen.

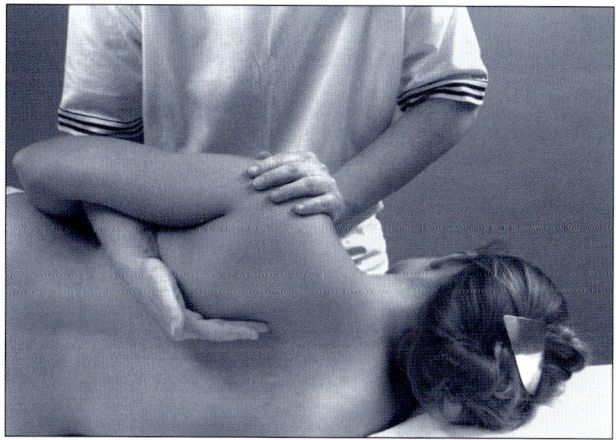

Abb. 4.17: Mobilisation der skapulothorakalen Gleitebene

Muskeldehnung nach lateral: Zunächst in die oben genannten Richtungen mobilisieren. Dann mit den Fingerkuppen am medialen Schulterblattrand das Schulterblatt unterfassen und vom Thorax abheben.

Tipps & Fallen
- Auf einen flächigen und festen Kontakt der Fingerkuppen achten. Dabei den Einsatz der Fingernägel vermeiden
- Den Patientenarm während der Mobilisation *nicht* abduzieren.

5.1	**Befunderhebung**	**114**	
5.2	**Manuelle Therapie**	**116**	
5.2.1	**Zehengelenke**	**116**	
	Traktion	117	
	Dorsalgleiten	118	
	Plantargleiten	118	
	Mediolaterales Gleiten	119	
	Rotationsgleiten	119	
5.2.2	**Mittelfußgelenke**	**120**	
	Mobilisation der Metatarsalia Zeltstocktechnik (Funktionsmobilisation)	120 121	
	Dorsalisierung der Metatarsalköpfchen II und III (Funktionsmobilisation)	122	
5.2.3	**Fußwurzel**	**123**	
	Dorsoplantare Mobilisation im Tarsometatarsalgelenk I	126	
	Dorsoplantare Mobilisation der Basis des Os metatarsale V	127	
	Plantarschub in der Lisfranc-Gelenklinie	128	
	Dorsalschub an den Basen der Ossa metatarsalia II. IV	129	
	Dorsalisierung des Os naviculare und Os cuboideum	131	

Dorsalschub in der Chopart-Gelenklinie — 132
Plantarschub in der Chopart-Gelenklinie — 133
Traktion im unteren Sprunggelenk — 134
Rotations-, Pro- und Supinationsmobilisation des Kalkaneus — 135
Traktion im oberen Sprunggelenk — 135
Ventralmobilisation des Talus — 137
Dorsalmobilisation des Talus — 138

5.2.4 Tibiofibulargelenk — **139**
Mobilisation des distalen Tibiofibulargelenkes nach dorsal — 140
Mobilisation des distalen Tibiofibulargelenkes nach ventral — 141
Mobilisation des proximalen Tibiofibulargelenkes nach dorsal — 142
Mobilisation des proximalen Tibiofibulargelenkes nach ventral — 143
Kaudalisierung der Fibula — 144

Fußgelenke 5

5.1 Befunderhebung

Anamnese ☞ 1.4.1
- Schmerzen
  - Funktionell: belastungsabhängig beim Gehen und Stehen
  - Lokalisation
- Wadenkrämpfe: z.B. bei Blockierungen im proximalen Tibiofibulargelenk.

Orthopädische Untersuchung ☞ 1.4.2

Inspektion
- Fußform: Senkfuß, Spreizfuß, Klumpfuß, Hohlfuß, Knickfuß, Plattfuß, Sichelfuß, Krallenzehen, Hammerzehen, Hallux valgus?
- Fersenstellung: varus, valgus, neutral?

Palpation
ventral
- Gelenkspalt des oberen Sprunggelenkes
- Talushals
- Sinus tarsi
- Malleolus medialis und lateralis mit Kollateralbändern.

dorsal
- Fersenbein mit Tuber calcanei
- Achillessehne
- Arteria tibialis
- Tarsaltunnel.

Bewegungsprüfung: Aktive und passive Beweglichkeit der einzelnen Fuß- und Zehengelenke.

Untersuchung der Muskelfunktion und Bandführung.

Manualmedizinische Untersuchung

Prüfung des Gelenkspiels
- **Interphalangealgelenke**
  - Traktion
  - Dorsoplantares Gleiten (Extension/Flexion)
  - Mediolaterales Gleiten
  - Rotationsgleiten
- **Metatarsophalangealgelenke**
  - Traktion
  - Mediolaterales Gleiten
  - Dorsoplantares Gleiten (Extension/Flexion)
  - Rotationsgleiten
- **Lisfranc-Gelenklinie:** dorsoplantares Gleiten
- **Chopart-Gelenklinie:** dorsoplantares Gleiten
- **Unteres Sprunggelenk**
  - Traktion nach plantar und dorsoplantar
  - Supination/Pronation
  - Rotationsbewegung des Kalkaneus
- **Oberes Sprunggelenk**
  - Traktion
  - Dorsoventrales Gleiten (Dorsalflexion/Plantarflexion)
- **Distales Tibiofibulargelenk**
  - Dorsoventrales Gleiten
  - Kaudales Gleiten (Dorsalflexion im OSG)
- **Proximales Tibiofibulargelenk**
  - Dorsoventrales Gleiten
  - Kaudales Gleiten (Dorsalflexion im OSG).

Differentialdiagnostik

Erkrankungen, die sich hinter rezidivierenden Blockierungen im Bereich der Fußgelenke verbergen können:
- Fußdeformitäten, Spastik, Paresen, Hallux rigidus, Fersensporn, plantare Warzen, Paronychien, Arthritiden, Kontraktur der Plantaraponeurose (M. Ledderhose)
- Unphysiologischer Abrollvorgang, posttraumatische und postoperative Gelenkkontrakturen, unphysiologisches Schuhwerk, Achsfehlstellungen im Kniegelenk
- Beschwerden der Füße können auch bei Störungen im Bereich der Hüftgelenke und der Lendenwirbelsäule auftreten, z.B. im Rahmen einer radikulären oder pseudoradikulären Symptomatik. Deshalb bei unklaren Lokalbefunden auch die proximaler gelegenen Gelenke und die Wirbelsäule untersuchen.

5.2 Manuelle Therapie ☞ 1.5

Die Stabilisierung der Quer- und Längsgewölbe des Fußes erfolgt überwiegend durch Bänder und Muskeln. Deshalb ist im Bereich der Fußgelenke neben der Wiederherstellung des Gelenkspiels die krankengymnastische Behandlung besonders wichtig. Darüber hinaus sollte auf eine adäquate Einlagenversorgung und Schuhzurichtung geachtet werden.

5.2.1 Zehengelenke

Anatomie

Articulationes interphalangeae pedis
- **Gelenktyp:** Scharniergelenk
- **Gelenkpartner:** Köpfchen des proximalen Zehengliedes, konvex → Basis des distalen Zehengliedes, konkav
- **Gelenkspaltverlauf:** senkrecht zur Längsachse der Zehenglieder
- **Bewegungsfreiheitsgrade:** 1 Freiheitsgrad. Extension/Flexion aktiv 0/0/40°, passiv 0/0/70°
- **Mobilisationsrichtungen:** Traktion, dorsoplantare und mediolaterale Gleitmobilisation, Rotationsgleiten
- **Verriegelte Stellung:** maximale Extension.

Articulationes metatarsophalangeae
- **Gelenktyp:** Kugelgelenk
- **Gelenkpartner:** Köpfchen der Mittelfußknochen, konvex → Basen der Zehengrundglieder, konkav
- **Gelenkspaltverlauf:** senkrecht zur Längsachse der Mittelfußknochen
- **Bewegungsfreiheitsgrade:** anatomisch 3 Freiheitsgrade. Durch die Ligg. collateralia ist die Bewegung jedoch auf 2 Hauptachsen beschränkt
  - Extension/Flexion 50/0/40°
  - In Streckstellung geringgradige Ab- und Adduktion der Zehen
- **Besonderheiten:** Die Funktion der Zehengrundgelenke, speziell des Großzehengrundgelenkes, ist für den Abrollvorgang des Fußes von wesentlicher Bedeutung. In der Abstoßphase des Fußes wird das in Extension eingestellte Großzehengrundgelenk besonders

stark belastet. Dies führt häufig vorzeitig zu arthrotischen Veränderungen (Hallux rigidus)
- **Mobilisationsrichtungen:** Traktion, dorsoplantare und mediolaterale Gleitmobilisation, Rotation
- **Verriegelte Stellung:** maximale Extension.

Traktion

Indikation
Hypomobilität der Zehengelenke.

Lagerung
Der Patient liegt auf dem Rücken. Das Kniegelenk ist leicht unterlagert. Der Therapeut sitzt oder steht am lateralen Fußrand des Patienten.

Tiefenkontakt
Die proximale Fixationshand und die distale Mobilisationshand mit Daumen und Zeigefinger flächig von dorsal bzw. plantar möglichst nah am Zehengelenk anlegen. Bei Neutral-Null-Stellung im OSG das Zehengelenk in 10–15° Flexion einstellen.

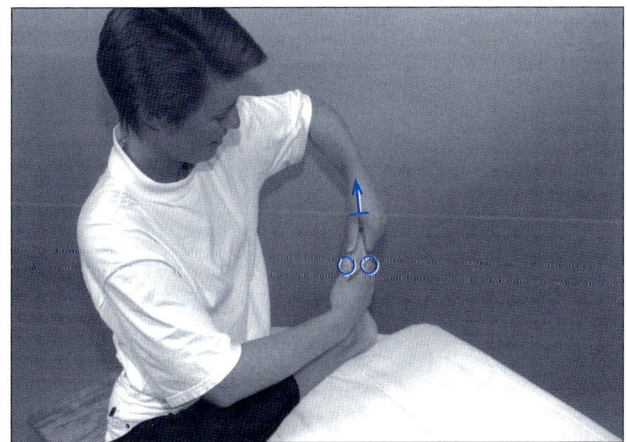

Abb. 5.1: Traktion in den Zehengelenken

Mobilisation

Aus der leichten Flexionsstellung heraus eine Traktion in Verlängerung des distalen Gelenkpartners durchführen. Die Mobilisation kommt vorwiegend am Großzehengrundgelenk zur Anwendung.

Dorsalgleiten

Indikation
Einschränkung der Zehenextension.

Lagerung
☞ Traktion.

Tiefenkontakt
☞ Traktion.

Mobilisation
Über den distalen Therapeutenzeigefinger senkrecht zum distalen Gelenkpartner nach dorsal mobilisieren.

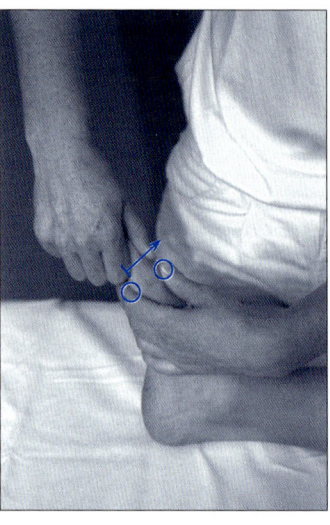

Plantargleiten

Indikation: Einschränkung der Zehenflexion.

Lagerung ☞ Traktion.

Abb. 5.2: Dorsalgleiten im Großzehengrundgelenk

Tiefenkontakt ☞ Traktion.

Mobilisation
Senkrecht zum distalen Gelenkpartner nach plantar mobilisieren.

 Tipps & Fallen
- Jede Gleitbewegung immer nur in Verbindung mit einer Schutztraktion durchführen
- Funktionsbewegungen im entsprechenden Gelenk vermeiden
- Nicht ständig zwischen dorsaler und plantarer Richtung wechseln.

Mediolaterales Gleiten

Indikation

Einschränkung der Großzehenabduktion bzw. -adduktion. Hypomobilität in den Interphalangealgelenken.

Lagerung ☞ Traktion.

Tiefenkontakt

Daumen und Zeigefinger der proximalen Fixationshand und der distalen Mobilisationshand von medial und lateral möglichst nah am Zehengelenk anlegen. Bei Neutral-Null-Stellung im OSG das Zehengelenk in 10–15° Flexion einstellen.

Ausnahme: Bei Mobilisation in den Zehengrundgelenken III und IV den Zeigefinger der Fixationshand volar am zugehörigen Metatarsale anlegen. Mit dem Daumen auf der Dorsalseite die Fixation der entsprechenden Richtung übernehmen.

Mobilisation

Nach einer Schutztraktion über den distalen Daumen oder Zeigefinger senkrecht zum distalen Gelenkpartner in die entsprechende Richtung mobilisieren.

Rotationsgleiten

Indikation

Hypomobilität der Zehengelenke.

Lagerung ☞ Traktion.

Tiefenkontakt

Daumen und Zeigefinger der Fixationshand an den proximalen Gelenkpartner legen. Mit Daumen und Zeigefinger der Mobilisationshand den distalen Gelenkpartner von medial und lateral umfassen und in 10–15° Flexion einstellen.

Mobilisation

Unter leichter Traktion eine Rotation um die Zehenlängsachse durchführen. Dabei Biegebelastungen und ein ständiges Wechseln zwischen den Rotationsrichtungen vermeiden.

5.2.2 Mittelfußgelenke

Anatomie

Articulationes tarsometatarseae (Lisfranc-Gelenklinie)
- **Gelenktyp:** Amphiarthrosen.
- **Gelenkpartner:** Ossa cuneiformia und Os cuboideum, gering konvex → Basen der Ossa metatarsalia, leicht konkav. Der Gelenkspalt wird als Lisfranc-Gelenklinie bezeichnet.

Mobilisation der Metatarsalia

Indikation
Einschränkungen der Vorfußmobilität, Beschwerden bei pathologisch verändertem Fußgewölbe.

Lagerung
Der Patient liegt auf dem Rücken. Das Kniegelenk ist leicht unterlagert. Der Therapeut steht oder sitzt vor dem Fuß des Patienten.

Tiefenkontakt
Mit den Daumenkuppen von dorsal und den Zeigefingern von plantar je zwei benachbarte Metatarsalia fassen.

Mobilisation
Durch gegenläufiges dorsoplantares Gleiten die Metatarsalia mobilisieren. Dabei ein ständiges Wechseln der Richtungen vermeiden.

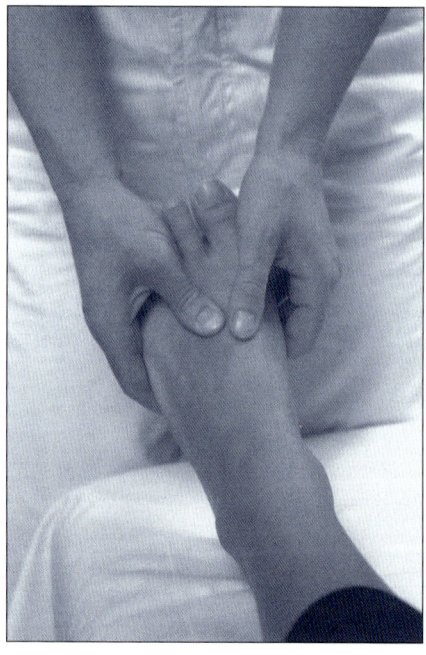

Abb. 5.3: Mobilisation der Metatarsalköpfchen

Zeltstocktechnik (Funktionsmobilisation)

Indikation
Einschränkungen der Vorfußmobilität, Beschwerden bei Spreizfuß.

Lagerung
Der Patient liegt auf dem Rücken. Das Kniegelenk ist leicht unterlagert. Der Therapeut steht vor dem Fuß des Patienten.

Tiefenkontakt
Die Finger III und IV beider Hände mit den Fingerkuppen von plantar zwischen die Metatarsalia II und III des Patientenfußes anmodellieren. Die Daumenballen beider Hände in gleicher Höhe dorsal auf den Fußrücken legen.

Mobilisation
Die Mobilisation verstärkt das Fußquergewölbe: Die Daumenballen beider Hände nach lateral ausstreichen. Dabei mit den Fingerkuppen auf der Plantarseite gegen halten. Bei der Mobilisierung ein Aufdehnen über die Zehengrundgelenke vermeiden.

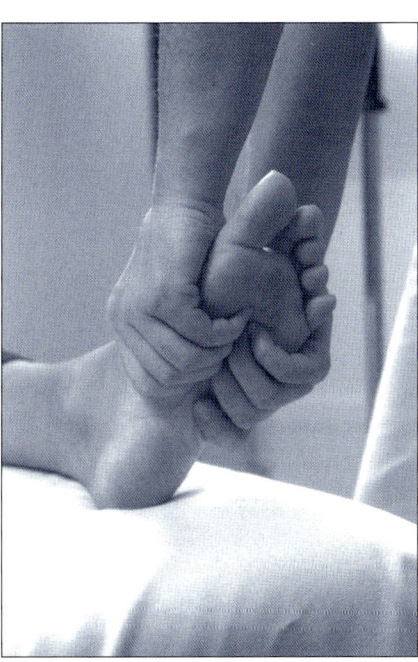

Abb. 5.4: Funktionsmobilisation des distalen Fußgewölbes (Zeltstocktechnik)

Dorsalisierung der Metatarsalköpfchen II und III (Funktionsmobilisation)

Indikation
Beschwerden bei Spreizfuß.

Lagerung
Der Patient liegt auf dem Bauch, das Kniegelenk ist ca. 90° flektiert. Am Fußende steht der Therapeut.

Tiefenkontakt
Von plantar die gedoppelten Daumenkuppen beider Therapeutenhände proximal der Metatarsalköpfchen II und III anlegen. Die Langfinger seitlich an den Fußrändern anmodellieren und den Patientenfuß in Neutral-Null-Position einstellen.

Mobilisation
Die Mobilisation erfolgt innerhalb einer Kreisbewegung: Jeweils beim Überschreiten der Senkrechten in kranialer Richtung die Seitenränder nach plantar aufziehen und über die Daumenkuppen einen Schub nach dorsal geben.

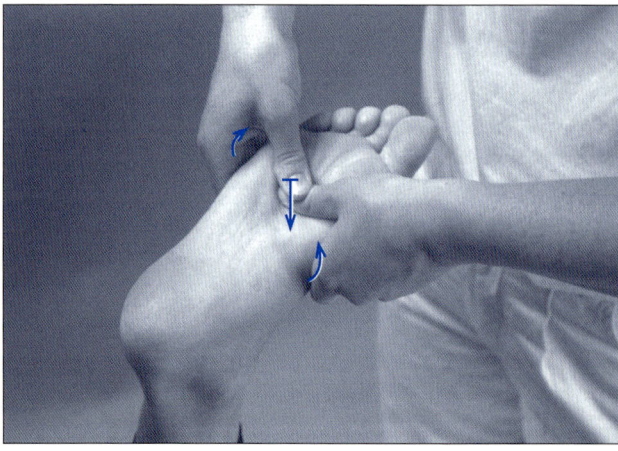

Abb. 5.5: Dorsalmobilisierung der Metatarsalköpfchen II und III

Tipps & Fallen
- Durch die Mobilisation wird das Quergewölbe des Fußes betont
- Dorsalschub über die Daumenkuppen vorsichtig durchführen (Schmerz!)
- Vorspannung über Langfinger und Daumenkuppen während der Kreisbewegung aufrechterhalten.

5.2.3 Fußwurzel

Anatomie

Articulatio cuneonavicularis
- **Gelenktyp:** Amphiarthrose
- **Gelenkpartner:** Ossa cuneiformia → Os naviculare.

Articulatio calcaneocuboidea
- **Gelenktyp:** Amphiarthrose
- **Gelenkpartner:** Os cuboideum → Kalkaneus.

Articulatio tarsi transversa (Chopart-Gelenklinie)
- **Gelenktyp:** Amphiarthrose
- **Gelenkpartner:** Os cuboideum → Kalkaneus und Os naviculare → Talus
- **Gelenkspaltverlauf:** S-förmig
- **Funktionsbewegung:** Inversion/Eversion 60/0/30°.

**Unteres Sprunggelenk
(Articulatio subtalaris und Articulatio talocalcaneonavicularis)**
- **Gelenktyp:** Scharniergelenk
- **Gelenkpartner:**
  - Articulatio subtalaris: Kalkaneus, konvex → Talus, konkav
  - Articulatio talocalcaneonavicularis: Talus → Kalkaneus → Os naviculare
- **Bewegungsfreiheitsgrade:** 1 Freiheitsgrad. Pronation/Supination 50/0/30°
- **Mobilisationsrichtungen:** Traktion, Rotationsgleiten, Pro- und Supinationsmobilisation
- **Verriegelte Stellung:** maximale Supination.

Oberes Sprunggelenk (Articulatio talocruralis)
- **Gelenktyp:** Scharniergelenk
- **Gelenkpartner:** Trochlea tali, konvex → Malleolengabel, konkav
- **Gelenkspaltverlauf:** U-förmig
- **Bewegungsfreiheitsgrade:** 1 Freiheitsgrad. Extension/Flexion 25/0/40°
- **Mobilisationsrichtungen:** Traktion, ventrale und dorsale Gleitmobilisation
- **Verriegelte Stellung:** maximale Extension.

Translatorischer Gelenktest („Fußwurzeltest")

Um die Beweglichkeit der einzelnen Fußwurzelknochen zu prüfen, werden diese in dorsoplantarer Richtung translatorisch gegeneinander bewegt. Hierzu bietet sich folgendes Schema an:

	Fixation	Mobilisation
medial	Talus	Os naviculare
	Os naviculare	Ossa cuneiformia I-II
	Os cuneiforme I	Os metatarsale I
lateral	Kalkaneus	Os cuboideum
	Os cuboideum	Ossa metatarsalia IV + V
dorsal	Os cuneiforme II	Os metatarsale II
	Os cuneiforme III	Os metatarsale III
	Os cuneiforme III	Os cuboideum
	Os naviculare	Os cuboideum
plantar	Talus	Kalkaneus

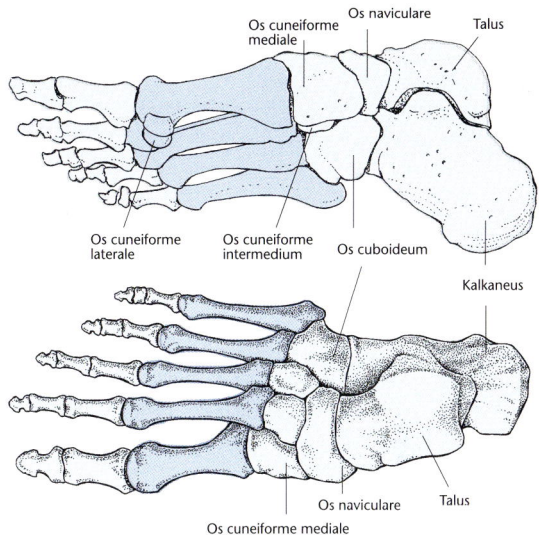

Abb. 5.6: Fußwurzelskelett [L 190]

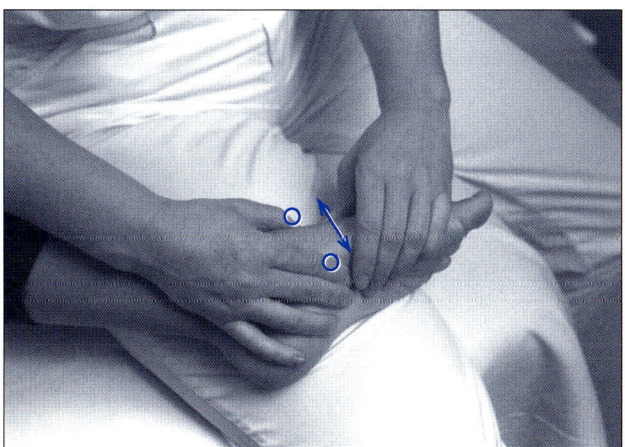

Abb. 5.7: Dorsoplantare Mobilisation des Os cuneiforme I gegen das Os naviculare beim Fußwurzeltest

Dorsoplantare Mobilisation im Tarsometatarsalgelenk I

Indikation
Einschränkungen der Mittelfußmobilität, Störungen des Abrollvorganges, Beschwerden bei Senkfuß, nach Ruhigstellung und Verletzung.

Lagerung
Der Patient liegt auf dem Rücken. Das Kniegelenk ist unterlagert. Der Therapeut sitzt am lateralen Fußrand des Patienten.

Tiefenkontakt
Mit der Schwimmhaut oder Daumen und Zeigefinger (variabel) der proximalen Therapeutenhand das Os cuneiforme I flächig von dorsal und plantar fixieren. Daumen und Zeigefinger der distalen Mobilisationshand von dorsal und plantar an die Basis des Metatarsale I legen. Den Patientenfuß in leichter Pronation einstellen.

Mobilisation
Aus der Pronationsstellung heraus über den Daumen bzw. Zeigefinger senkrecht zum distalen Gelenkpartner nach plantar bzw. dorsal mobilisieren.

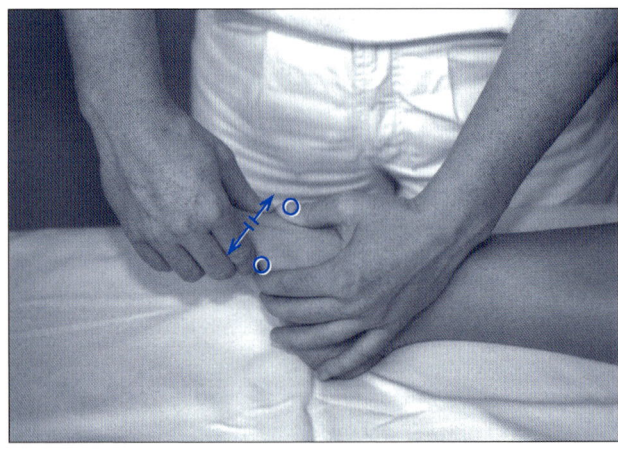

Abb. 5.8: Dorsoplantare Mobilisation der Basis des Os metatarsale I

Tipps & Fallen
- Die Pronationsstellung des Patientenfußes ersetzt die Traktion. *Alternativ* ist auch eine Traktion über den distalen Gelenkpartner möglich
- Die Basis des Metatarsale I kann wahlweise auch über die Schwimmhaut der distalen Hand mobilisiert werden (Wringtechnik).

Dorsoplantare Mobilisation der Basis des Os metatarsale V

Indikation ☞ Dorsoplantare Mobilisation im Tarsometatarsalgelenk I.

Lagerung

Der Patient liegt auf dem Rücken. Das Kniegelenk ist unterlagert. Der Therapeut sitzt an der Medialseite des Patientenfußes.

Tiefenkontakt

Mit der Schwimmhaut oder dem Daumen und Zeigefinger der proximalen Therapeutenhand das Os cuboideum von dorsal und plantar fixieren. Die distale Mobilisationshand mit dem Daumen von dorsal und dem Zeigefinger von plantar an die Basis des Os metatarsale V legen.

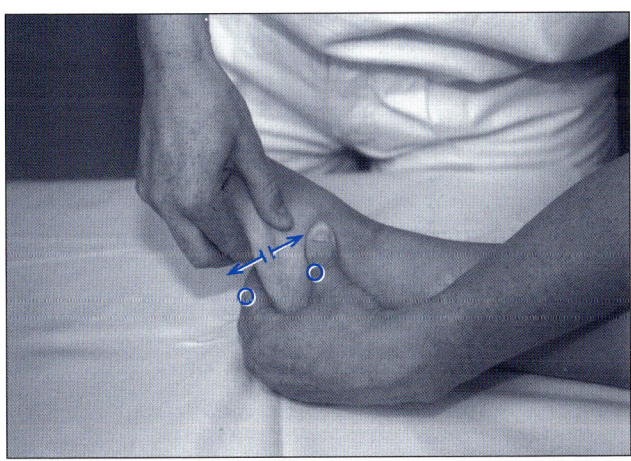

Abb. 5.9: Dorsoplantare Mobilisation der Basis des Os metatarsale V

Mobilisation
Senkrecht zum distalen Gelenkpartner nach dorsal bzw. plantar mobilisieren. Ein ständiges Wechseln zwischen den Mobilisationsrichtungen vermeiden.

Plantarschub in der Lisfranc-Gelenklinie

Indikation
Senkfußbeschwerden

Lagerung
Der Patient liegt auf dem Rücken. Das Bein ist im Kniegelenk gebeugt, die Ferse steht auf der Behandlungsbank. Der Therapeut sitzt seitlich neben der Bank.

Tiefenkontakt
Mit der Schwimmhaut von plantar die Ossa cuneiformia und das Os cuboideum fixieren. Die Mobilisationshand liegt mit der Schwimmhaut von dorsal den Basen der Metatarsalen.

Mobilisation
Die Basen der Metatarsalen werden senkrecht zur Fußlängsachse nach plantar mobilisiert.

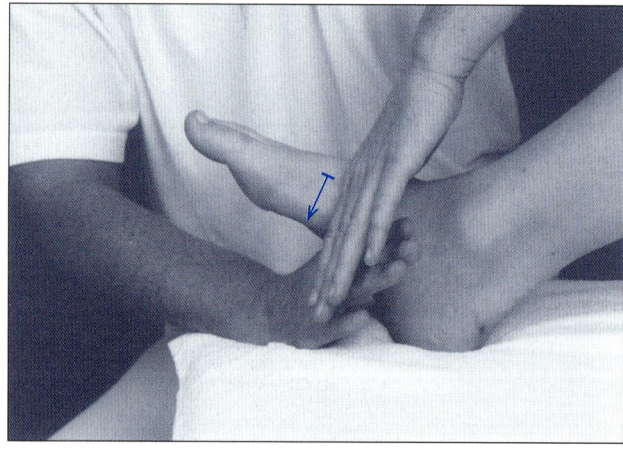

Abb. 5.10: Plantarschub in der Lisfranc-Gelenklinie

Tipps & Fallen

Es handelt sich um „kulissenartige" Verschiebungen, bei denen mit wenig Kraftaufwand und andauerndem weich-rhythmischen Federn mobilisiert wird.

Dorsalschub an den Basen der Ossa metatarsalia II – IV

Indikation
Senkfußbeschwerden, Abrollbeschwerden beim Gehen, Einschränkungen der Fußmobilität.

Lagerung
Der Patient liegt auf dem Bauch, am Fußende steht der Therapeut. Das Kniegelenk des Patienten ist leicht flektiert. Der Fuß befindet sich in Spitzfußstellung.

Tiefenkontakt
Die gedoppelten Daumenkuppen beider Therapeutenhände flächig von plantar an die Basis des Os metatarsale III legen. Die Langfinger distal der Daumenkuppen an den Fußaußenrändern anmodellieren.

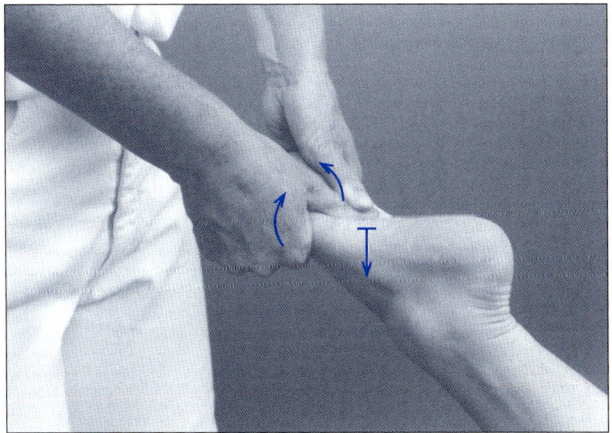

Abb. 5.11: Dorsalmobilisierung an den Basen der Metatarsalia II–IV

Mobilisation

Die Mobilisation erfolgt aus der Spitzfußstellung innerhalb einer Kreisbewegung: Jeweils beim Überkreisen der Senkrechten in kaudaler Richtung über die Daumenkuppen einen dorsalisierenden Schub geben. Dabei gleichzeitig mit den Langfingern die Seitenränder nach plantar aufziehen. Während des Mobilisationsschubes die Spitzfußstellung zur Entspannung der Plantaraponeurose leicht verstärken.

Tipps & Fallen

- Darauf achten, dass durch die Spitzfußstellung das obere Sprunggelenk nicht zu stark belastet wird
- Zu große Kreisbewegung im Knie vermeiden (Verlust des Tiefenkontaktes!)
- Vorspannung während der Kreisbewegung aufrechterhalten.

Dorsalisierung des Os naviculare und Os cuboideum

Indikation

Einschränkung der Inversion bzw. Eversion, Senkfuß.

Lagerung

☞ Dorsalschub an den Basen der Metatarsalia II–IV.

Tiefenkontakt

Die gedoppelten Daumenkuppen beider Therapeutenhände von plantar flächig auf das Os naviculare bzw. das Os cuboideum legen. Die Langfinger distal der Daumenkuppen an beiden Fußaußenrändern anmodellieren.

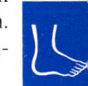

Mobilisation

☞ Dorsalschub an den Basen der Metatarsalia II–IV.

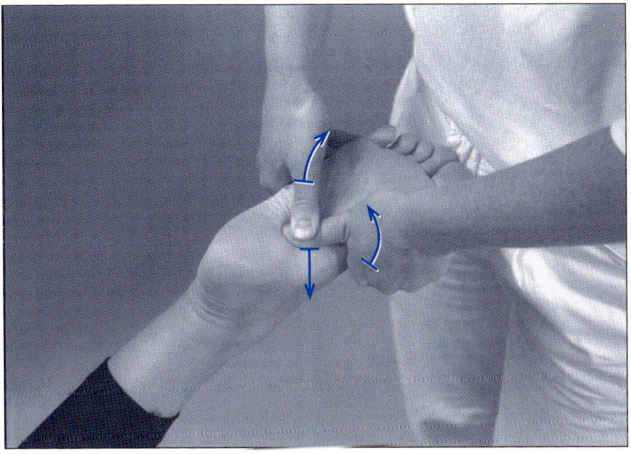

Abb. 5.12: Dorsalmobilisierung des Os naviculare und Os cuboideum

Dorsalschub in der Chopart-Gelenklinie

Indikation
Senkfußbeschwerden.

Lagerung
Der Patient liegt auf dem Rücken. Das Bein ist im Kniegelenk gebeugt, die Ferse steht am Bankende auf. Der Therapeut sitzt seitlich neben der Behandlungsbank.

Tiefenkontakt
Die Fixationshand liegt mit der Schwimmhaut von dorsal auf dem Talushals. Die Mobilisationshand liegt plantar mit der Schwimmhaut am Os naviculare und am Os cuboideum.

Mobilisation
„Kulissenartige" Schübe (☞ Plantarschub in der Lisfranc-Gelenklinie) senkrecht zur Fußlängsachse nach dorsal.

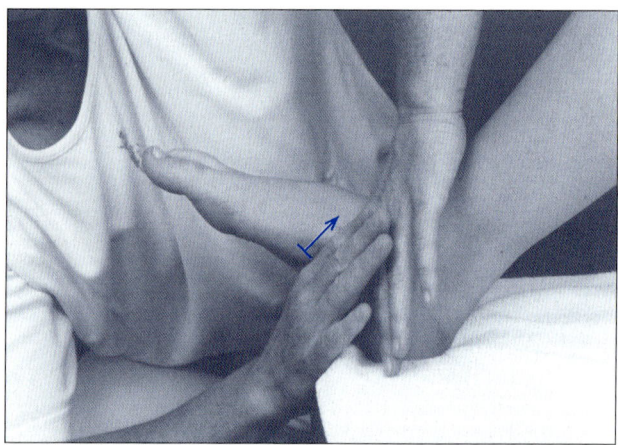

Abb. 5.13: Dorsalschub in der Chopart-Gelenklinie

Plantarschub in der Chopart-Gelenklinie

Indikation
Hohlfußbeschwerden.

Lagerung
Dorsalschub in der Chopart-Gelenklinie.

Tiefenkontakt
Die Fixationshand liegt mit der Schwimmhaut plantar am Os calcaneus. Die Mobilisationshand liegt mit der Schwimmhaut dorsal auf dem Os naviculare und Os cuboideum.

Mobilisation
„Kulissenartige" Schübe (☞ Plantarschub in der Lisfranc-Gelenklinie) senkrecht zur Fußlängsachse nach plantar.

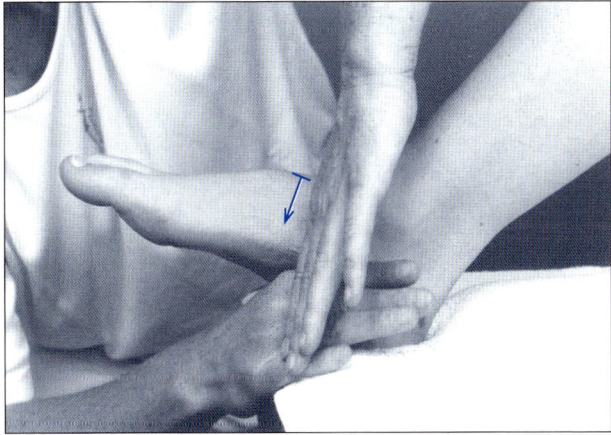

Abb. 5.14: Plantarschub in der Chopart-Gelenklinie

Traktion im unteren Sprunggelenk

Indikation

Einschränkung des Gelenkspiels im unteren Sprunggelenk.

Lagerung

Der Patient liegt auf dem Bauch. Das Knie ist 90° flektiert. Der Therapeut steht seitlich neben der Behandlungsliege.

Tiefenkontakt

Mit der Schwimmhaut der patientenfernen Hand den Talus ventral und distal der Malleolengabel fixieren. Dabei die Langfinger auf der Medialseite und den Daumen auf der Lateralseite anlegen. Den Kalkaneus mit der patientennahen Hand im Spitzgriff umfassen.

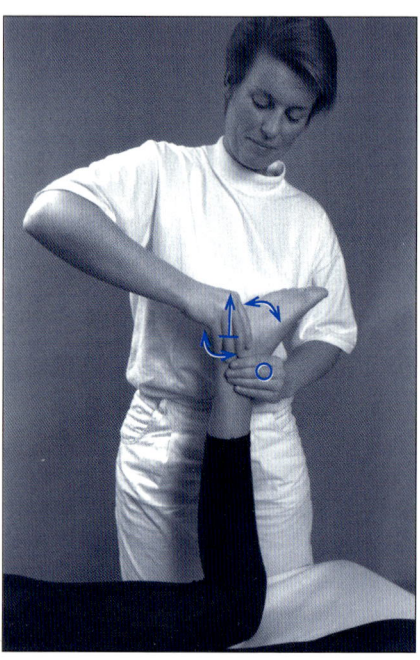

Abb. 5.15: Traktion, Rotations-, Pro- und Supinationsmobilisation im unteren Sprunggelenk

Mobilisation

Eine Traktion im subtalaren Gelenk durchführen. Der Zug am Kalkaneus kann auf Grund der verschiedenen Gelenkflächen in einem Winkel zwischen 45° und 90° erfolgen.

Rotations-, Pro- und Supinationsmobilisation des Kalkaneus
☞ Abb 5.12

Indikation
Einschränkung des Gelenkspiels im unteren Sprunggelenk.

Lagerung ☞ Traktion im unteren Sprunggelenk.

Tiefenkontakt ☞ Traktion im unteren Sprunggelenk.

Mobilisation
- *Rotationsmobilisation:* Bei fixiertem Talus und gehaltener Traktion den hinteren Kalkaneusanteil nach medial bzw. lateral mobilisieren
- *Pro- und Supinationsmobilisation:* Bei fixiertem Talus und gehaltener Traktion den Kalkaneus in Pronations- bzw. Supinationsstellung kippen.

Traktion im oberen Sprunggelenk

Indikation
Einschränkung des Gelenkspiels im oberen Sprunggelenk.

Lagerung
Der Therapeut sitzt auf der Behandlungsliege. Hinter ihm liegt der Patient auf dem Rücken. Der Unterschenkel des Patienten befindet sich in der Taille des Therapeuten.

Tiefenkontakt
Mit dem adduzierten Therapeutenarm den Unterschenkel des Patienten fixieren, damit bei der folgenden Traktion das Kniegelenk ausgespart wird. Die Schwimmhäute der Therapeutenhände ventral am Talus sowie dorsal am Kalkaneus anmodellieren und beide Hände in Palmarflexion einstellen. Das Sprunggelenk befindet sich in lockerer Plantarflexion.

Mobilisation
Die Therapeutenhände in Richtung Dorsalflexion bewegen und eine Traktion des Talus in Verlängerung der Unterschenkellängsachse durchführen.

Alternative: Die Traktion ist auch aus der Bauchlage des Patienten möglich. Hierbei entfällt die Fixation des Unterschenkels durch den Therapeuten.

Tipps & Fallen
- Auf die Fixation des Unterschenkels kann bei intaktem Kniegelenk verzichtet werden.
- Unter gehaltener Traktion können auch kleine kreisende Bewegungen mit dem Talus durchgeführt werden.

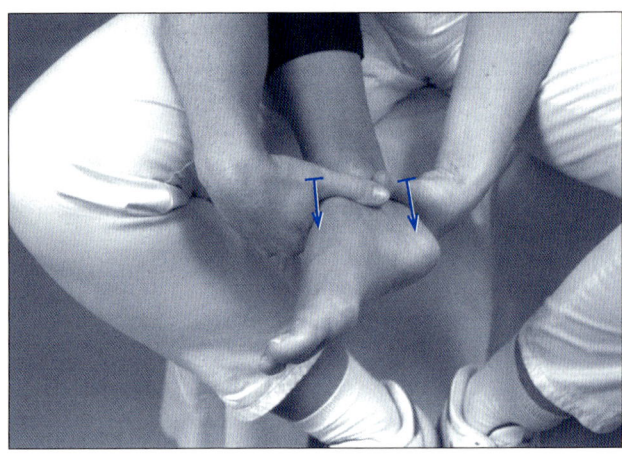

Abb. 5.16: Traktion im oberen Sprunggelenk

Ventralmobilisation des Talus

Indikation
Einschränkung der Plantarflexion.

Lagerung
Der Patient liegt auf dem Rücken. Sein Fuß ragt über die Behandlungsliege hinaus und ist in Plantarflexion eingestellt. Der Therapeut steht seitlich neben der Bank.

Tiefenkontakt
Die patientennahe Fixationshand von ventral proximal der Malleolengabel auf den Unterschenkel legen. Mit der patientenfernen Mobilisationshand den Kalkaneus von dorsoplantar umfassen. Dabei mit dem Unterarm die Plantarseite des Fußes schienen.

Mobilisation
Bei fixiertem Unterschenkel zunächst eine Traktion in Verlängerung der Unterschenkellängsachse durchführen. Dann über den Kalkaneus einen Ventralschub geben. Während der Mobilisation die Plantarflexion des Fußes aufrechterhalten, um eine Kompression im oberen Sprunggelenk zu vermeiden.

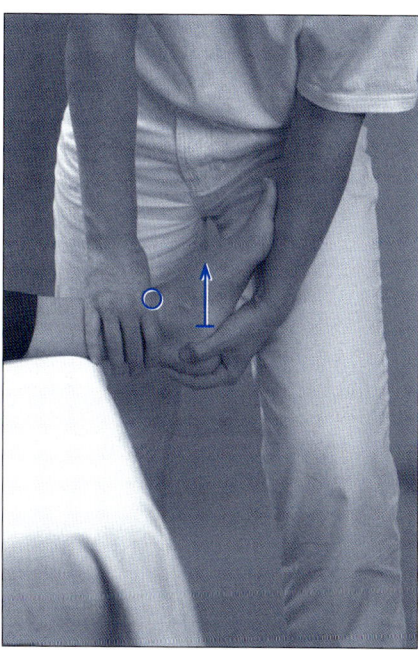

Abb. 5.17:
Ventralmobilisation im oberen Sprunggelenk

Dorsalmobilisation des Talus

Indikation

Einschränkung der Dorsalflexion.

Lagerung ☞ Ventralmobilisation des Talus.

Tiefenkontakt

Von dorsal die patientennahe Fixationshand proximal der Malleolengabel um den Unterschenkel legen. Mit der patientenfernen Mobilisationshand von plantar den Rückfuß umfassen, sodass der Kalkaneus vor der Schwimmhaut liegt. Dabei mit dem gleichseitigen Unterarm die Plantarseite des Fußes schienen.

Mobilisation

Bei fixiertem Unterschenkel zunächst eine Traktion in Verlängerung der Unterschenkellängsachse durchführen. Dann über den Kalkaneus einen Dorsalschub geben. Während der Mobilisation die Plantarflexion des Fußes aufrechterhalten, um eine Kompression im oberen Sprunggelenk zu vermeiden.

Alternative: Die Dorsalmobilisation des Talus ist auch direkt über die ventral am Talushals anliegende Schwimmhaut möglich.

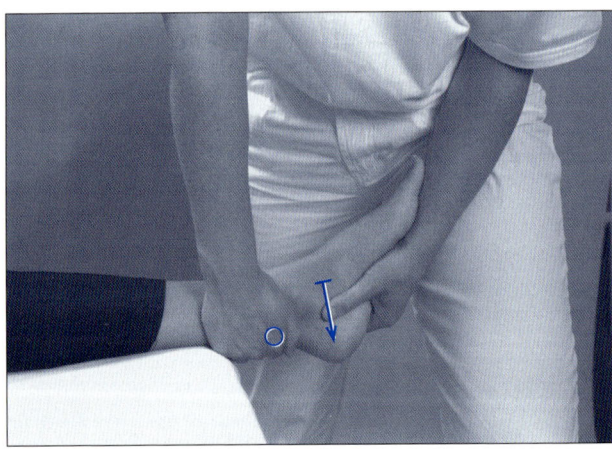

Abb. 5.18: Dorsalmobilisation im oberen Sprunggelenk

5.2.4 Tibiofibulargelenk

Anatomie

Distales Tibiofibulargelenk (Syndesmosis tibiofibularis)
- **Gelenktyp:** Syndesmose
- **Gelenkpartner:** distales Ende der Tibia → distales Ende der Fibula
- **Bewegungsrichtungen:** Mitbewegung der Fibula bei Bewegungen im Sprunggelenk
  - *Supination* → Bewegung der Fibula nach *distal* und *dorsal*
  - *Pronation* → Bewegung der Fibula nach *proximal* und *ventral*
  - *Dorsalflexion* → Bewegung der Fibula nach *lateral* und *proximal* sowie *Innenrotation*
  - *Plantarflexion* → Bewegung der Fibula nach *medial* und *distal* sowie *Außenrotation*
- **Besonderheiten:** keine Knochenführung. Verbindung durch 3 tibiofibulare Bänder und die Membrana interossea
- **Mobilisationsrichtungen:** dorsoventrale und kaudale Gleitmobilisation.

Proximales Tibiofibulargelenk (Articulatio tibiofibularis)
- **Gelenktyp:** Amphiarthrose
- **Gelenkpartner:** Tibia mit Facies articularis fibularis → Fibulaköpfchen mit Facies articularis capitis
- **Gelenksspaltverlauf:** schräg von ventrolateral nach dorsomedial
- **Besonderheiten:** Das obere Tibiofibulargelenk hat die Funktion eines „Kompensationsgelenkes" für das Sprunggelenk: Bei Extension im OSG wird die Knöchelgabel erweitert unter Anspannung der Membrana interossea, die als Syndesmose beide Unterschenkelknochen miteinander verbindet
- **Mobilisationsrichtungen:** dorsoventrale Gleitmobilisation, kaudale Mobilisation.

Mobilisation des distalen Tibiofibulargelenkes nach dorsal

Indikation
Einschränkung der Dorsalflexion im OSG, sekundäre Blockierungen bei Störungen im Sakroiliakalgelenk, nach Ruhigstellung und Verletzung.

Lagerung
Der Patient liegt auf dem Rücken. Das zu behandelnde Bein ist angewinkelt und stützt sich mit dem Fuß locker auf der Behandlungsliege ab. Der Therapeut sitzt oder steht vor dem Patientenbein.

Tiefenkontakt
Mit den Langfingern der patientennahen Hand das distale Tibiaende von dorsal fixieren. Den Daumenballen der patientenfernen Hand von ventral am distalen Fibulaende anmodellieren.

Mobilisation
Nach entsprechender Vorspannung wiederholt vorsichtig einen Schub nach dorsal geben, entsprechend dem Verlauf der Gelenkachse. Diese verläuft von lateroventral nach mediodorsal. Bei der Mobilisation jeglichen Krafteinsatz vermeiden.

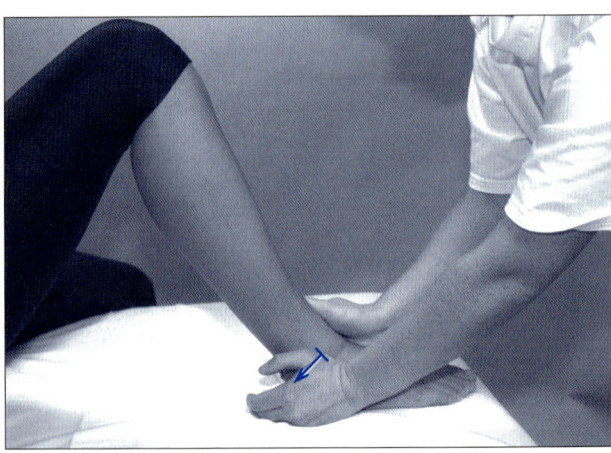

Abb. 5.19: Mobilisation des distalen Tibiofibulargelenkes nach dorsal

Mobilisation des distalen Tibiofibulargelenkes nach ventral

Indikation
☞ Mobilisation des distalen Tibiofibulargelenkes nach dorsal.

Lagerung
☞ Mobilisation des distalen Tibiofibulargelenkes nach dorsal.

Tiefenkontakt
Mit dem Handballen der patientennahen Hand das distale Tibiaende von ventral fixieren. Die Langfinger III und IV der patientenfernen Hand mit gestreckten Fingerendgelenken flächig von dorsal am distalen Fibulaende anmodellieren. Dabei auf Mitnahme der Weichteile achten.

Mobilisation
Nach entsprechender Vorspannung wiederholt nach ventral mobilisieren, entsprechend dem Verlauf der Gelenkachse. Diese verläuft von mediodorsal nach lateroventral. Darauf achten, dass während der Mobilisation die Fingerendgelenke gestreckt bleiben.

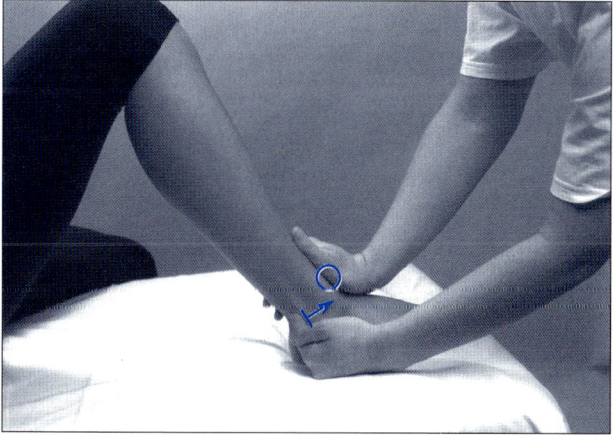

Abb. 5.20: Mobilisation des distalen Tibiofibulargelenkes nach ventral

Mobilisation des proximalen Tibiofibulargelenkes nach dorsal

Indikation
Nach Bandverletzungen, ☞ Mobilisation des distalen Tibiofibulargelenkes nach dorsal.

Lagerung
Der Patient liegt auf dem Rücken. Das zu behandelnde Bein ist leicht angewinkelt und stützt sich mit dem Fuß locker auf der Behandlungsliege ab. Der Therapeut sitzt oder steht vor dem Patientenbein.

Tiefenkontakt
Mit den Langfingern der patientennahen Hand das proximale Tibiaende von dorsal fixieren. Den Daumenballen der patientenfernen Hand unter Mitnahme der Weichteile von ventral am Fibulaköpfchen anmodellieren.

Mobilisation
Nach leichter Vorspannung vorsichtig (jeglichen Krafteinsatz vermeiden!) über den Daumenballen nach dorsal mobilisieren, entsprechend dem Verlauf der Gelenkachse. Diese verläuft von lateroventral nach mediodorsal.

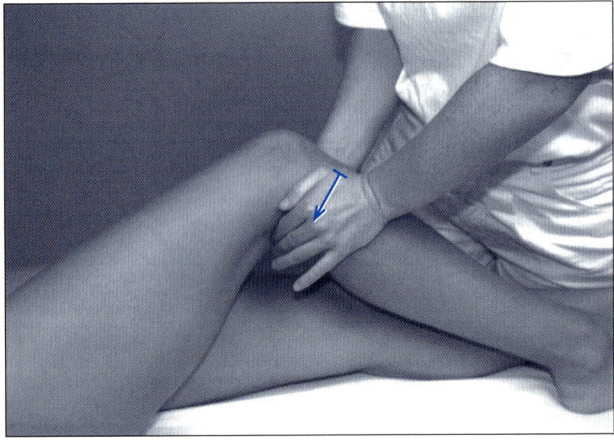

Abb. 5.21: Mobilisation des proximalen Tibiofibulargelenkes nach dorsal

Mobilisation des proximalen Tibiofibulargelenkes nach ventral

Indikation
Einschränkung der Dorsalflexion im OSG, sekundäre Blockierungen bei Störungen im Sakroiliakalgelenk, nach Ruhigstellung und Bandverletzungen.

Lagerung
☞ Mobilisation des proximalen Tibiofibulargelenkes nach dorsal.

Tiefenkontakt
Mit dem Handballen der patientennahen Hand das proximale Tibiaende von ventral fixieren. Die Langfinger II-IV der patientenfernen Hand mit gestreckten Fingerendgelenken *unter Weichteilmitnahme* von dorsal am Fibulaköpfchen anmodellieren.

Mobilisation
Unter leichter Vorspannung vorsichtig (kein Krafteinsatz!) nach ventral mobilisieren, entsprechend dem Verlauf der Gelenkachse. Diese verläuft von mediodorsal nach lateroventral.

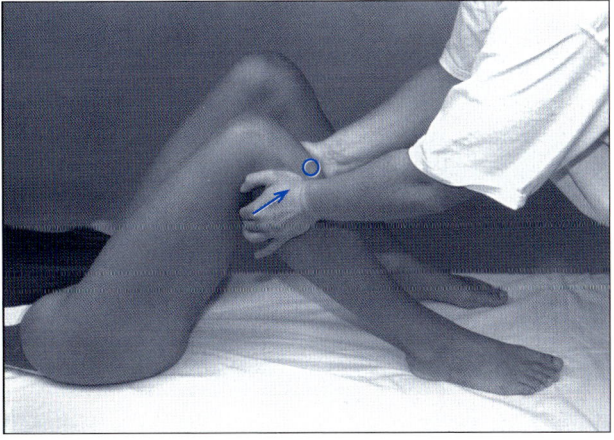

Abb. 5.22: Mobilisation des proximalen Tibiofibulargelenkes nach ventral

Tipps & Fallen

Darauf achten, dass der Kontakt an der proximalen Fibula ausschließlich indirekt über das Wadenpolster erfolgt. Hierzu vor der Handanlage die Wade des Patienten als Weichteilschutz nach lateral ausstreichen.

Kaudalisierung der Fibula

Indikation

Hypomobilität der Fibula im proximalen oder distalen Tibiofibulargelenk.

Lagerung

Der Patient liegt auf der Seite. Das zu behandelnde Patientenbein befindet sich oben und ist gebeugt. Der Therapeut steht in Schrittstellung hinter dem Patienten mit Blickrichtung zum Fußende.

Tiefenkontakt

Mit der Fixationshand von medial den distalen Unterschenkel des Patienten umfassen. Die Mobilisationshand am lateralen Malleolus flächig anmodellieren und die Therapeutenellenbogen absenken.

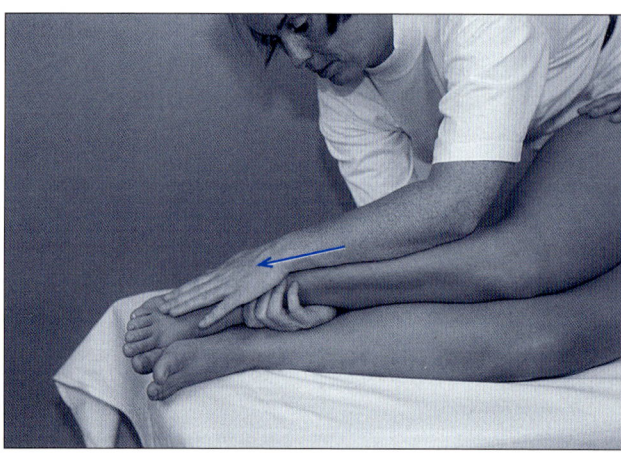

Abb. 5.23: Kaudalmobilisation der Fibula aus der Seitlage

Mobilisation

Unter gehaltener Vorspannung in Verlängerung der Fibulalängsachse nach kaudal mobilisieren. Der Mobilisationsschub erfolgt über den Körper des Therapeuten.

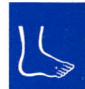

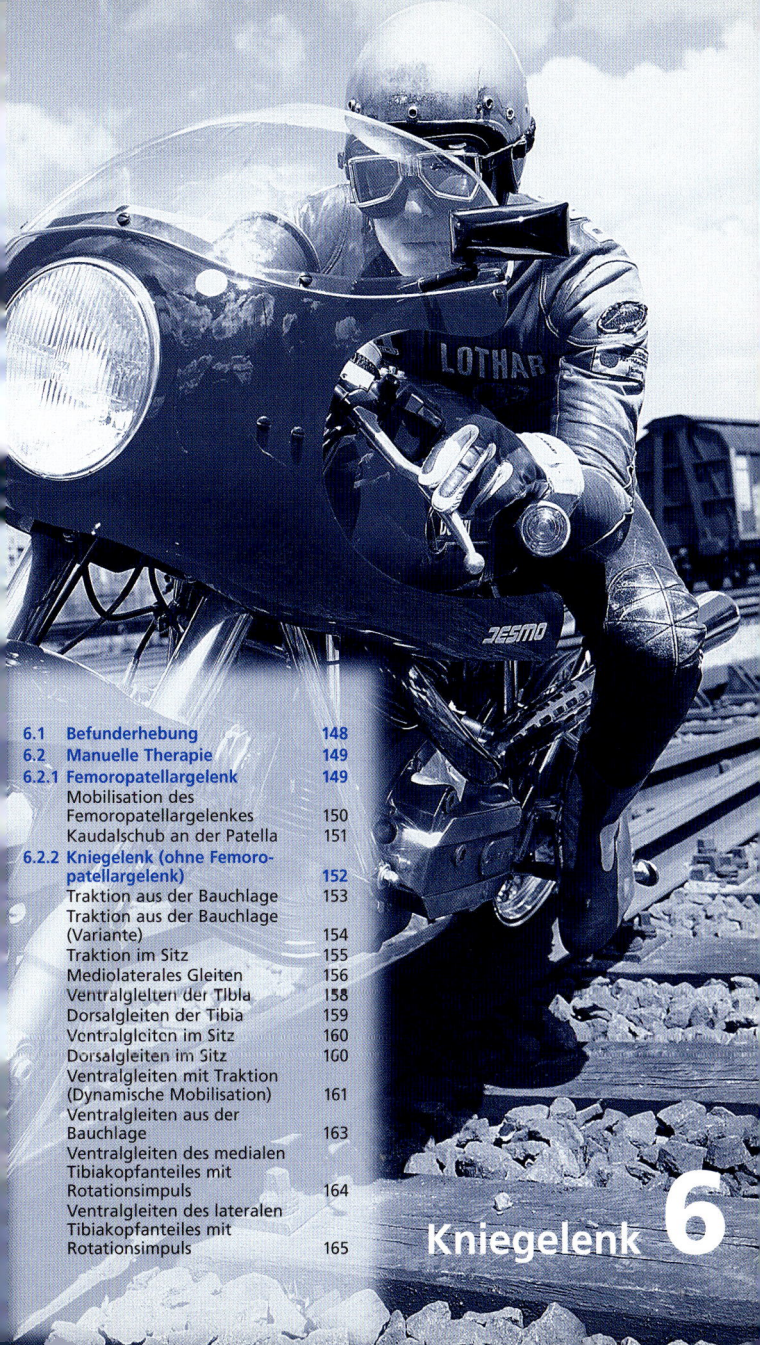

6.1	**Befunderhebung**	**148**
6.2	**Manuelle Therapie**	**149**
6.2.1	**Femoropatellargelenk**	**149**
	Mobilisation des Femoropatellargelenkes	150
	Kaudalschub an der Patella	151
6.2.2	**Kniegelenk (ohne Femoropatellargelenk)**	**152**
	Traktion aus der Bauchlage	153
	Traktion aus der Bauchlage (Variante)	154
	Traktion im Sitz	155
	Mediolaterales Gleiten	156
	Ventralgleiten der Tibia	158
	Dorsalgleiten der Tibia	159
	Ventralgleiten im Sitz	160
	Dorsalgleiten im Sitz	160
	Ventralgleiten mit Traktion (Dynamische Mobilisation)	161
	Ventralgleiten aus der Bauchlage	163
	Ventralgleiten des medialen Tibiakopfanteiles mit Rotationsimpuls	164
	Ventralgleiten des lateralen Tibiakopfanteiles mit Rotationsimpuls	165

Kniegelenk 6

6.1 Befunderhebung

Anamnese ☞ 1.4.1
- Bewegungseinschränkung
- Schwellungen
- Blockaden
- Schmerzen bei Bewegung oder Belastung
- Wadenkrämpfe
- Plötzlicher Kraftverlust, „giving way".

Orthopädische Untersuchung ☞ 1.4.2

Inspektion
- Achsenabweichung: Genu varum, Genu valgum?
- Schwellung, Erguss, Hämatom?
- Quadrizepsatrophie?
- Lateralisation der Patella?

Palpation
- Patella
- Tuberositas tibiae
- Medialer und lateraler Gelenkspalt
- Epicondylus medialis und lateralis femoris
- Fossa poplitea.

Bewegungsprüfung: Aktive und passive Beweglichkeit des Kniegelenks.

Untersuchung der Muskelfunktion und Bandführung.

Manualmedizinische Untersuchung

Prüfung des Gelenkspiels
- **Femoropatellargelenk**
  - Kraniokaudales Gleiten (Extension/Flexion)
  - Mediolaterales Gleiten.
- **Kniegelenk (ohne Femoropatellargelenk)**
  - Traktion
  - Dorsoventrales Gleiten (Flexion/Extension)
  - Mediolaterales Gleiten
  - Rotationsgleiten

Differentialdiagnostik

Erkrankungen, die sich hinter rezidivierenden Blockierungen im Bereich des Kniegelenks verbergen können:
- Chondropathie, Arthrose
- Posttraumatische und postoperative Zustände. Instabilitäten nach Bandverletzung, muskuläre Insuffizienz nach Immobilisierung
- Unphysiologische Achsenverhältnisse (Genua valga bzw. vara), femoropatellare Dysplasien, Fußfehlstellungen
- Erkrankungen im Bereich der Lendenwirbelsäule und der Hüftgelenke (z.B. Koxarthrose) sind oft mit einer Schmerzausstrahlung in das Kniegelenk verbunden uns müssen deshalb in die Untersuchung mit einbezogen werden
- Blockierungen im Sinne einer funktionellen Störung des Gelenkspiels müssen von mechanisch bedingten Gelenkblockaden durch Meniskus-, Knorpel- oder Synoviaanteile unterschieden werden. Häufig treten beide Blockierungsformen gemeinsam auf.

6.2 Manuelle Therapie ☞ 1.5

6.2.1 Femoropatellargelenk

Anatomie
- **Gelenktyp:** Gleitgelenk
- **Gelenkpartner:** Facies patellaris des Femur (konkav) → Facies articularis der Patella (konvex)
- **Bewegungsrichtungen:** Kranial- und Kaudalgleiten bei Flexion bzw. Extension
- **Besonderheiten**
  - Hypomochlion des M. quadriceps femoris
  - Dysplasien der Gelenkflächen von Patella und Femur sind häufig
- **Mobilisationsrichtungen:** kraniokaudale, mediolaterale und diagonale Gleitmobilisation.

Mobilisation des Femoropatellargelenkes

Indikation: Eingeschränkte Beweglichkeit der Patella.

Lagerung
Der Patient liegt entspannt auf dem Rücken. Seitlich neben ihm steht oder sitzt der Therapeut. Das betroffene Kniegelenk ist unterlagert und ca. 10° flektiert.

Tiefenkontakt
Mit Daumen-, Zeige- und Mittelfinger beider Hände die Patella am distalen und proximalen Rand locker umfassen.

Mobilisation
Die Patella mit weichen Bewegungen wiederholt nach kraniokaudal, mediolateral und diagonal mobilisieren. Hierbei die jeweils eingeschränkte Bewegungsrichtung betonen.

Tipps & Fallen
- Mit zunehmender Flexion des Kniegelenkes erhöht sich der Anpressdruck der Patella
- Die Ellenbogen während der Mobilisation möglichst tief halten, um den Anpressdruck der Patella zu vermindern.

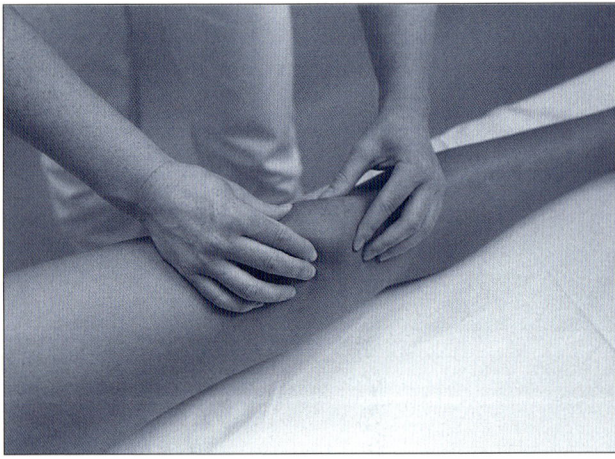

Abb. 6.1: Mobilisation des Femoropatellargelenkes

Kaudalschub an der Patella

Indikation

Einschränkung der Patellabeweglichkeit nach kaudal.

Lagerung

Der Patient liegt auf dem Rücken, seine Beine sind leicht flektiert. Seitlich zum Patienten steht der Therapeut mit Blickrichtung zum Fuß.

Tiefenkontakt

Mit der Faust der patientenfernen Hand das Kniegelenk unterlagern. Die Schwimmhaut der patientennahen Hand am proximalen Patellarand anmodellieren und den Unterarm auf dem Oberschenkel des Patienten ablegen.

Mobilisation

Unter gehaltener Vorspannung wiederholt einen Schub nach kaudal geben. Dabei eine vermehrte Streckung im Kniegelenk vermeiden.

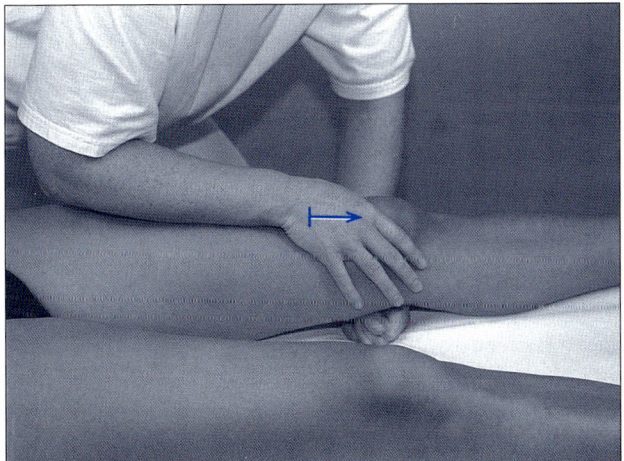

Abb. 6.2: Kaudalschub an der Patella

6.2.2 Kniegelenk (ohne Femoropatellargelenk)

Anatomie
- **Gelenktyp:** Drehscharniergelenk
- **Gelenkpartner:** Femurkondylen (konvex) → Facies articularis der Tibia (flachkonkav)
- **Gelenkspaltverlauf:** transversal
- **Bewegungsfreiheitsgrade:** 2 Freiheitsgrade
  - Extension/Flexion (kombinierte Rollgleitbewegung) 10/0/140°
  - Außenrotation/Innenrotation (bei 90° Flexion im Kniegelenk) 40/0/15°
- **Besonderheiten:** Meniskus medialis und lateralis zur Gelenkführung und Druckverteilung zwischen Femur und Tibia. Vorderes und hinteres Kreuzband zur Stabilisierung des Gelenks
- **Mobilisationsrichtungen:** Traktion, mediolaterale und dorsoventrale Gleitmobilisation, Rotation
- **Verriegelte Stellung:** maximale Extension und Außenrotation.

Traktion aus der Bauchlage

Indikation: Einschränkungen der Flexion, Extension und Rotation im Kniegelenk.

Lagerung
Der Patient liegt auf dem Bauch. Seitlich zur Behandlungsliege steht der Therapeut. Das Bein des Patienten ist so weit als schmerzfrei möglich flektiert (mindestens 15°, maximal 90°). Der Oberschenkel ist durch einen Gurt oder durch das Bein des Therapeuten an der Behandlungsliege fixiert.

Tiefenkontakt
Mit beiden Händen den distalen Unterschenkel flächig umfassen. Die Daumen an der Außenseite des Unterschenkels parallel anlegen und die Ellenbogen aufstellen. Bei der Handanlage punktförmigen Druck durch die Daumen oder Langfinger vermeiden (Periostschmerz!).

Mobilisation
Unter gehaltener Vorspannung wiederholt eine Traktion in Verlängerung der Unterschenkellängsachse durchführen.

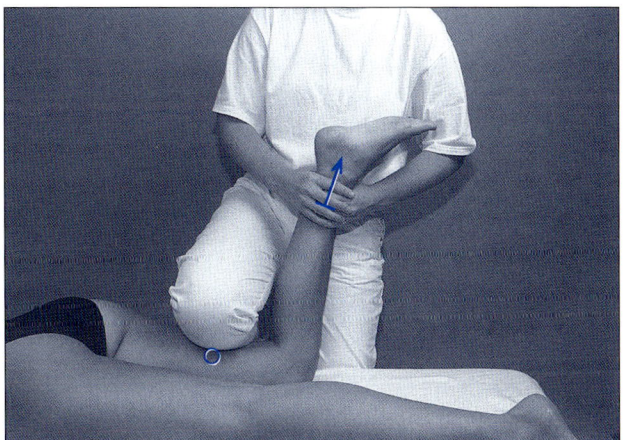

Abb. 6.3: Traktion im Kniegelenk aus der Bauchlage

Traktion aus der Bauchlage (Variante)

Indikation
Einschränkungen der Flexion, Extension und Rotation im Kniegelenk.

Lagerung
Der Patient liegt auf dem Bauch. Das Knie ist so weit als schmerzfrei möglich flektiert. Der Therapeut steht seitlich neben der Behandlungsliege.

Tiefenkontakt
Die Fixationshand von dorsal auf den Oberschenkel legen.
Die Schwimmhaut zeigt dabei in Richtung Kniekehle. Mit der Mobilisationshand den proximalen Unterschenkel von medial umgreifen. Den distalen Unterschenkel durch Adduktion des Therapeutenarmes am Thorax fixieren: Hierdurch kann auch bei nur leicht flektiertem Kniegelenk eine Traktion ohne zusätzliche Hilfsmittel durchgeführt werden.

Mobilisation
Aus der Vorspannung heraus unter Einsatz des Körpers wiederholt eine Traktion in Verlängerung der Unterschenkellängsachse ausführen.

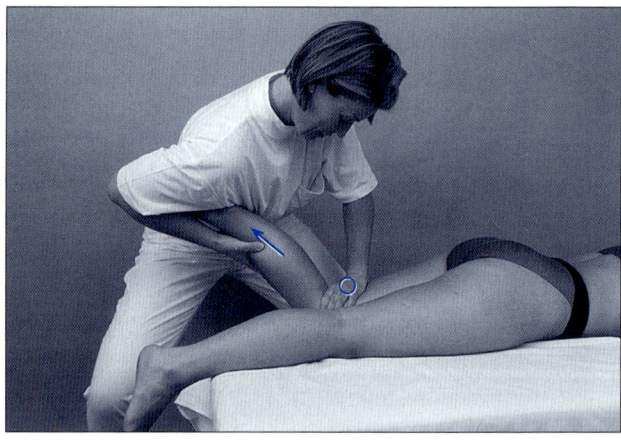

Abb. 6.4: Traktionsmobilisation aus der Bauchlage (Variante) im Kniegelenk

Traktion im Sitz

Indikation
Einschränkungen der Flexion, Extension und Rotation im Kniegelenk.

Lagerung
Der Patient sitzt oder liegt. Die Unterschenkel hängen locker über den Rand der Behandlungsliege. Der Oberschenkel des betroffenen Beines ist zur besseren Fixation leicht unterlagert. Der Therapeut sitzt vor dem Patienten.

Tiefenkontakt
Den distalen Unterschenkel des Patienten mit beiden Oberschenkeln des Therapeuten fixieren.

Alternative: Mit beiden Händen den distalen Unterschenkel des Patienten flächig umfassen.

Mobilisation
Eine Traktion nach kaudal in Verlängerung der Unterschenkellängsachse durchführen.

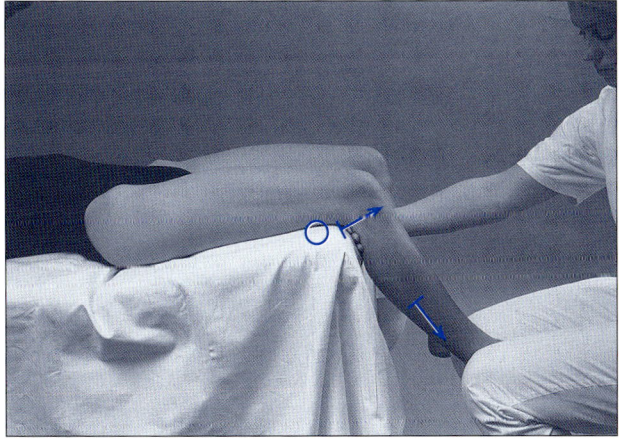

Abb. 6.5: Traktion und Ventralmobilisation des Kniegelenks im Sitz

Alternative: Die Traktion durch Absenken der Fersen in Richtung Boden bei gehaltener Adduktion der Oberschenkel ausführen. Zusätzlich kann eine Ventral- oder Dorsalmobilisation am proximalen Unterschenkel durchgeführt werden.

Mediolaterales Gleiten

Indikation

Einschränkungen der Flexion, Extension und Rotation im Kniegelenk.

Lagerung

Der Patient befindet sich in Rückenlage. Das Knie ist unterlagert und flektiert. Der Therapeut steht seitlich zum Patienten mit Blickrichtung zum Kopf.

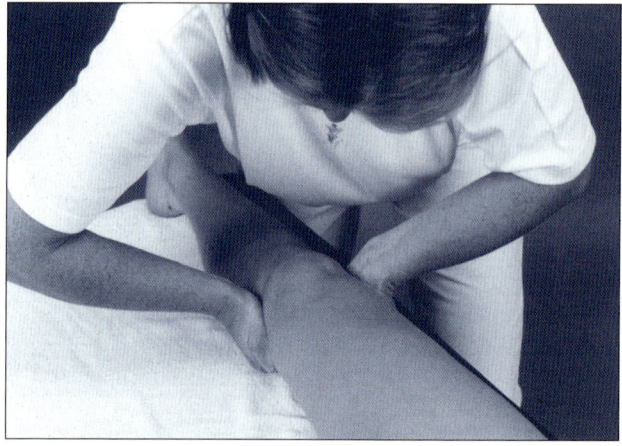

Abb. 6.6: Lateralgleiten im Kniegelenk

Tiefenkontakt

Die patientennahe Hand mit der Kleinfingerkante am distalen Oberschenkel oberhalb des medialen Kniegelenkspaltes anlegen. Die patientenferne Hand mit dem Daumenballen oder der Schwimmhaut am proximalen Unterschenkel unterhalb des lateralen Kniegelenkspaltes anmodellieren. Den Oberkörper absenken und die Ellenbogen aufstellen.

Mobilisation in die *entgegengesetzte Richtung:* Die patientenferne Hand mit der Kleinfingerkante oberhalb des lateralen Gelenkspaltes und die patientennahe Hand mit dem Daumenballen oder der Schwimmhaut unterhalb des medialen Gelenkspaltes anlegen.

Mobilisation

Den Ober- und Unterschenkel des Patienten unter Anspannung des M. pectoralis gegenläufig nach lateral bzw. medial verschieben. Das mediolaterale Gleiten ist auch aus größerer Flexionsstellung möglich (maximal 90°).

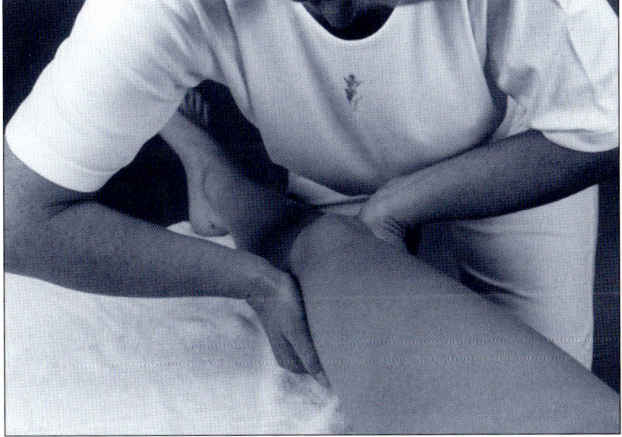

Abb. 6.7: Medialgleiten im Kniegelenk

Ventralgleiten der Tibia

Indikation

Einschränkung der Extension im Kniegelenk.

Lagerung

Der Patient liegt auf dem Rücken. Das Knie ist unterlagert und flektiert. Die Flexionsstellung, aus der heraus mobilisiert wird, kann variiert werden. Der Therapeut steht seitlich zum Patienten mit Blickrichtung zum Knie.

Tiefenkontakt

Den distalen Oberschenkel mit der proximalen Hand möglichst gelenknah, jedoch unter Aussparung der Patella, von ventral fixieren. Die distale Mobilisationshand von medial her dorsal am Tibiakopf anmodellieren.

Mobilisation

Durch eine rhythmische Parallelverschiebung senkrecht zur Unterschenkellängsachse die Tibia gegen die Femurkondylen nach ventral mobilisieren. Die Kombination mit einer Traktion ist hierbei nicht möglich.

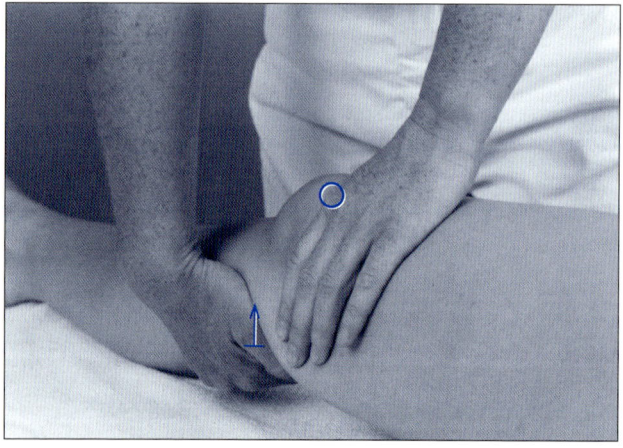

Abb. 6.8: Ventralgleiten des Tibiakopfes

Dorsalgleiten der Tibia

Indikation

Einschränkung der Flexion im Kniegelenk.

Lagerung ☞ Ventralgleiten der Tibia.

Tiefenkontakt

Die proximale Fixationshand von medial her dorsal am distalen Oberschenkel des Patienten anlegen. Mit der Schwimmhaut der distalen Mobilisationshand den proximalen Unterschenkel von ventral umgreifen.

Mobilisation

Unter gehaltener Vorspannung über die Schwimmhaut wiederholt einen Schub nach dorsal geben.

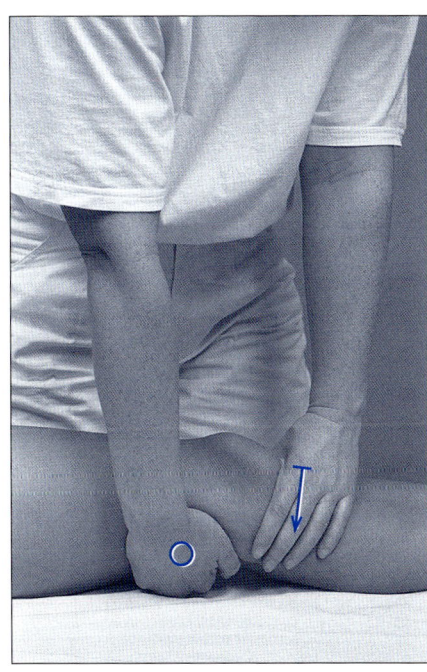

Abb. 6.9: Dorsalgleiten des Tibiakopfes

Ventralgleiten im Sitz ☞ Abb. 6.10

Indikation
Einschränkung der Extension im Kniegelenk.

Lagerung
Der Patient liegt oder sitzt. Die Unterschenkel hängen locker über den Rand der Behandlungsliege. Das betroffene Kniegelenk ist maximal 90° flektiert und kann bei Bedarf unterlagert werden. Vor dem Patienten sitzt der Therapeut und fixiert mit seinen Beinen den betroffenen Unterschenkel.

Tiefenkontakt
Den Oberschenkel des Patienten mit einer Hand von ventral fixieren. Die andere Hand (Mobilisationshand) dorsal am proximalen Unterschenkel anmodellieren.

Mobilisation
Den Tibiakopf über einen Schub senkrecht zur Unterschenkellängsachse nach ventral mobilisieren. Die Mobilisation kann über die Oberschenkel des Therapeuten mit einer Traktion kombiniert werden.

Dorsalgleiten im Sitz

Indikation
Einschränkung der Flexion im Kniegelenk.

Lagerung
☞ Ventralgleiten im Sitz. Die Flexionsstellung im Kniegelenk beim Ventral- und Dorsalgleiten kann variiert werden (maximal 90°).

Tiefenkontakt
Den Oberschenkel des Patienten mit einer Hand von ventral fixieren. Die andere Hand (Mobilisationshand) mit der Schwimmhaut ventral am proximalen Unterschenkel anmodellieren.

Mobilisation
Am Tibiakopf einen Schub nach dorsal geben. Die Mobilisation kann über die Oberschenkel des Therapeuten mit einer Traktion kombiniert werden.

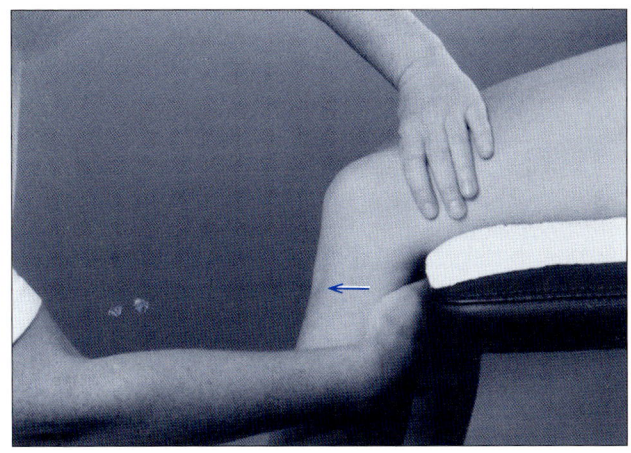

Abb. 6.10: Ventral- bzw. Dorsalgleiten der Tibia bei gehaltener Traktion

Ventralgleiten mit Traktion (Dynamische Mobilisation)

Indikation
Einschränkungen der Extension im Kniegelenk.

Lagerung
Der Patient liegt in Rückenlage. Beide Beine sind angestellt. Der Therapeut steht seitlich neben dem zu behandelnden Bein.

Tiefenkontakt
Das zu behandelnde Bein wird mit der Kniekehle ellenbogennah auf dem proximalen kopfnahen Therapeutenunterarm gelagert. Der Therapeutenarm ist damit Fixationsarm für den Oberschenkel gegen die später erfolgende Traktion und gleichzeitig Mobilisationsarm für das später folgende Ventralgleiten.

Die fußnahe Therapeutenhand umfasst den distalen Unterschenkel des Patienten.

Mobilisation

Mit der fußnahen Therapeutenhand wird eine Kreisbewegung des Unterschenkels durchgeführt. Wenn sich das Bein in der Abwärtsbewegung der Mittellinie nähert, erfolgt die Mobilisation. Die Unterschenkelhand führt eine Traktion im Kniegelenk in Verlängerung der Unterschenkellängsachse aus, durch Anheben des kopfnahen Therapeutenarmes erfolgt gleichzeitig ein Ventralgleiten des Tibiakopfes.

Tipps & Fallen
- Das Ventralgleiten kann nur durch einen Schub senkrecht zum Tibiakopf erfolgen
- Hebeln über den Lagerungsarm ist zu vermeiden
- Die sich wiederholende Mobilisation ist mit einer Paddelbewegung vergleichbar.

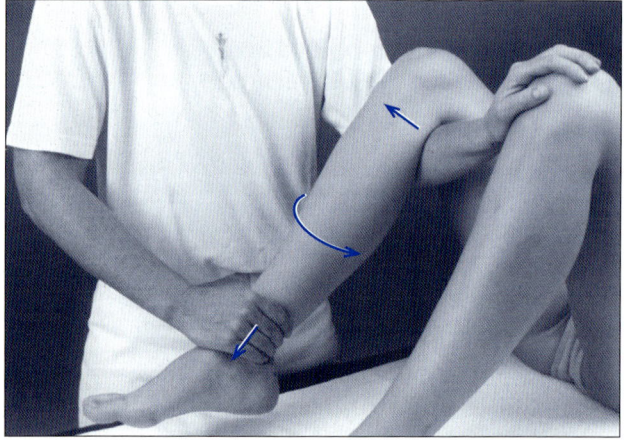
Abb. 6.11: Ventralgleiten mit Traktion aus der Rückenlage

Ventralgleiten aus der Bauchlage

Indikation

Einschränkung der Extension oder Flexion im Kniegelenk.

Lagerung

Der Patient befindet sich in Bauchlage, am Fußende sitzt der Therapeut. Das betroffene Kniegelenk ist maximal 90° flektiert. Der Unterschenkel liegt an der Schulter des Therapeuten.

Tiefenkontakt

Beide Hände mit der Ulnarkante von dorsal am Tibiakopf anmodellieren.

Mobillisation

Durch rhythmische, pleuelartige Schübe den Tibiakopf nach ventral mobilisieren.

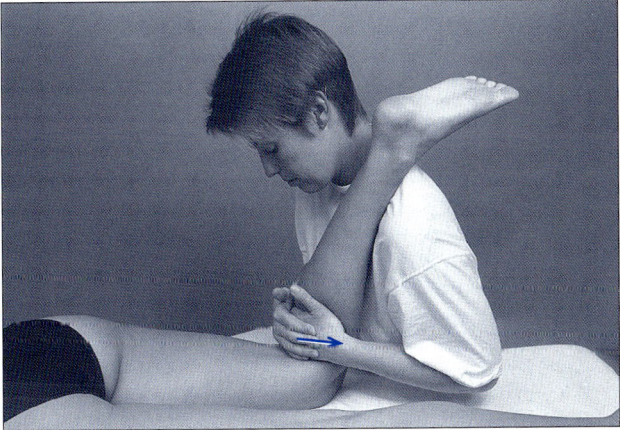

Abb. 6.12: Ventralgleiten des Tibiakopfes aus der Bauchlage

Ventralgleiten des medialen Tibiakopfanteiles mit Rotationsimpuls

Indikation: Einschränkung der Endstreckung und Schlussrotation im Kniegelenk.

Lagerung
Der Patient liegt auf dem Bauch. Das entsprechende Bein ist ca. 90° flektiert. Der Therapeut steht auf der Seite des betroffenen Beines mit Blickrichtung zum Fuß.

Tiefenkontakt
Mit der patientenfernen Hand den distalen Unterschenkel des Patienten umfassen. Die patientennahe Hand mit der Kleinfingerkante von dorsal am medialen Tibiakopf anmodellieren und den Unterarm auf dem Oberschenkel des Patienten ablegen.

Mobilisation
Zunächst mit der patientenfernen Hand eine Kreisbewegung durchführen. Dabei das Bein auf der medialen Seite extendieren und auf der lateralen Seite flektieren. Wenn das Bein des Patienten in der Flexion 90° erreicht und der mediale Gelenkspalt aufgeklappt ist, mit der Kleinfingerkante am Tibiakopf einen Rotationsimpuls nach ventral und lateral geben.

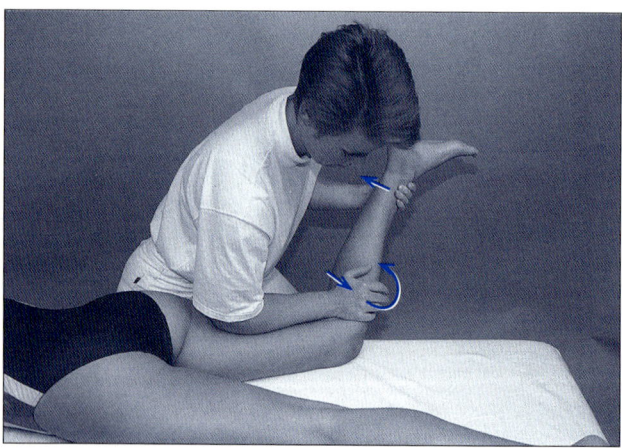

Abb. 6.13: Ventralgleiten des medialen Tibiakopfanteiles mit Rotationsimpuls

Ventralgleiten des lateralen Tibiakopfanteiles mit Rotationsimpuls

Indikation: Einschränkung der Endstreckung und Schlussrotation im Kniegelenk.

Lagerung
Der Patient befindet sich in Bauchlage. Das entsprechende Bein ist ca. 90° flektiert. Der Therapeut steht auf der Seite des *nicht* betroffenen Beines mit Blickrichtung zum Fuß.

Tiefenkontakt
Mit der patientenfernen Hand den distalen Unterschenkel umfassen. Die patientennahe Hand mit der Kleinfingerkante von dorsal am lateralen Tibiakopf anmodellieren und den Unterarm auf dem Oberschenkel des Patienten ablegen.

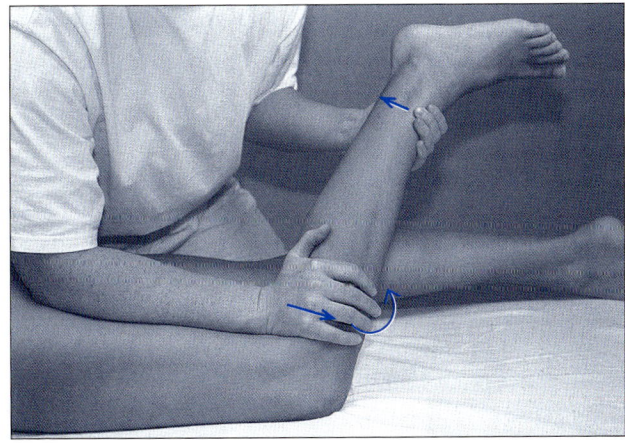

Abb. 6.14: Ventralgleiten des lateralen Tibiakopfanteiles mit Rotationsimpuls

Mobilisation

Zunächst mit der patientenfernen Hand eine Kreisbewegung am Unterschenkel durchführen. Dabei das Bein auf der lateralen Seite extendieren und auf der medialen Seite flektieren.

Wenn das Bein des Patienten in der Flexion 90° erreicht und der laterale Gelenkspalt aufgeklappt ist, mit der Ulnarkante am Tibiakopf einen Rotationsimpuls nach ventral und medial geben.

 Tipps & Fallen

Schub darf nicht auf das Fibulaköpfchen gesetzt werden.

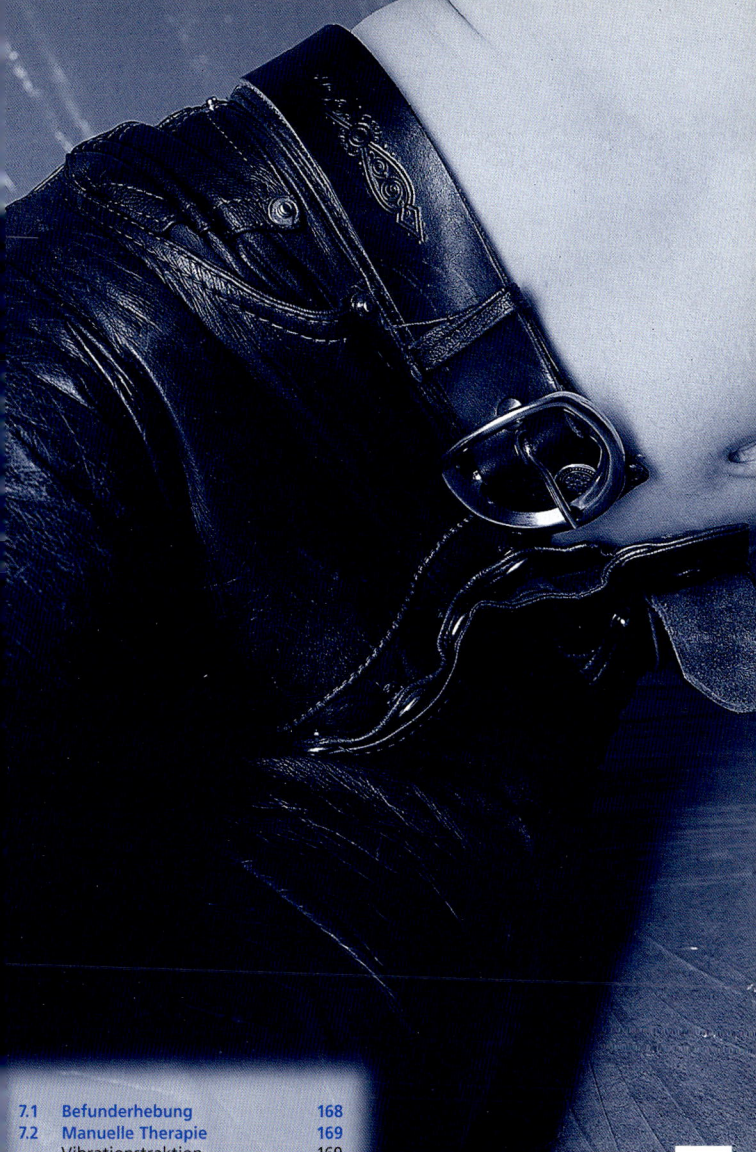

7.1	**Befunderhebung**	**168**
7.2	**Manuelle Therapie**	**169**
	Vibrationstraktion	169
	Traktion am gebeugten	
	Hüftgelenk	171
	Ventralschub	173

Hüftgelenk 7

7.1 Befunderhebung

Anamnese ☞ 1.4.1
- Bewegungseinschränkung
- Schmerzen
  - Funktionell: belastungsabhängig
  - Lokalisation: Ausstrahlung in Leiste, Unterbauch, Oberschenkelvorder- und -außenseite, Kniegelenk.

Orthopädische Untersuchung ☞ 1.4.2

Inspektion
- Gangbild
- Beinachse
- Beinlänge
- Beckenstand
- Muskulatur.

Palpation
- Trochanter major
- Spina iliaca
- Verlauf des Leistenbandes
- Tuber ossis ischii (Sitzbeinhöcker)
- Ventrale Kapsel.

Bewegungsprüfung: Aktive und passive Beweglichkeit des Hüftgelenkes.

Untersuchung der Muskelfunktion und Bandführung.

Manualmedizinische Untersuchung

Prüfung des Gelenkspiels

Articulatio coxae
- Lateraltraktion (Entlastung des Pfannengrundes)
- Kaudaltraktion (Entlastung des Pfannendaches)
- Ventralgleiten (Außenrotation/Extension)
- Dorsokaudales Gleiten (Innenrotation/Flexion)
- Dorsolaterales Gleiten (Adduktion)

Differentialdiagnostik

Erkrankungen, die sich hinter rezidivierenden Blockierungen im Bereich des Hüftgelenks verbergen können:

- Arthrose, Hüftdysplasie, Subluxation, M. Perthes, Epiphysiolysis capitis femoris, Hüftkopfnekrose, Coxitis fugax, Arthritiden, freie Gelenkkörper
- Schmerzen im Bereich des Hüftgelenks treten häufig auch bei Störungen an den Kreuzdarmbeingelenken und der Lendenwirbelsäule auf. Bei unklaren Befunden deshalb diese Region mituntersuchen.

7.2 Manuelle Therapie ☞ 1.5

Anatomie

Articulatio coxae
- **Gelenktyp:** Nussgelenk
- **Gelenkpartner:** Acetabulum des Os coxae (konkav) → Caput des Femur (konvex)
- **Gelenkspaltverlauf:** sphärisch
- **Bewegungsfreiheitsgrade:** 3 Freiheitsgrade
  - Extension/Flexion 10/0/130°
  - Abduktion/Adduktion 50/0/30°
  - Innenrotation/Außenrotation 20/0/40°
- **Mobilisationsrichtungen:** Traktion, dorsolaterale und dorsokaudale Gleitmobilisation, Ventralmobilisation
- **Verriegelte Stellung:** maximale Extension und Innenrotation.

Vibrationstraktion

Indikation
Einschränkung der Flexion, Extension, Abduktion, Adduktion oder Rotation im Hüftgelenk. Schmerzen bei Erkrankungen im Bereich des Hüftgelenkes (z.B. Koxarthrose).

Lagerung
Der Patient liegt auf dem Rücken. Das betroffene Bein ist gestreckt. Der Therapeut steht am Fußende mit Blickrichtung zum Kopf.

Tiefenkontakt

Mit beiden Händen den distalen Unterschenkel des Patienten umfassen, sodass Innen- und Außenknöchel in der Hohlhand des Therapeuten liegen. Das Bein des Patienten in leichter Flexion einstellen und die Pektoralismuskulatur anspannen, um einen guten Tiefenkontakt herzustellen.

Mobilisation

Bei leicht flektiertem Ellenbogen über eine Gewichtsverlagerung des Therapeuten unter feinschlägiger Vibration eine Längstraktion durchführen.

Tipps & Fallen

- Bei Bedarf kann sich der Patient an der Behandlungsliege fest halten
- Die Vibrationstraktion möglichst lange (ca. 30–60 Sekunden) durchführen
- Nicht bei Genu recurvatum oder akuten Problemen im Kniegelenk durchführen.

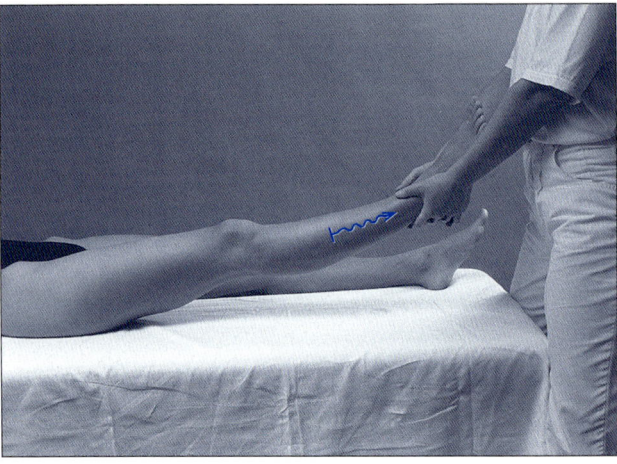

Abb. 7.1: Vibrationstraktion im Hüftgelenk

Traktion am gebeugten Hüftgelenk

Dorsokaudale Mobilisation

Indikation
Einschränkung der Flexion im Hüftgelenk, Entlastung des Pfannendaches.

Lagerung
Der Patient liegt auf dem Rücken. Das betroffene Bein ist im Hüftgelenk so weit als möglich flektiert (maximal 90°). Der Therapeut sitzt oder steht neben der Behandlungsliege mit Blickrichtung zum Kopf. Die Kniekehle des Patienten liegt über der Schulter des Therapeuten.

Tiefenkontakt
Mit beiden Händen den Oberschenkel des Patienten von ventral möglichst nah am Hüftgelenk umfassen.

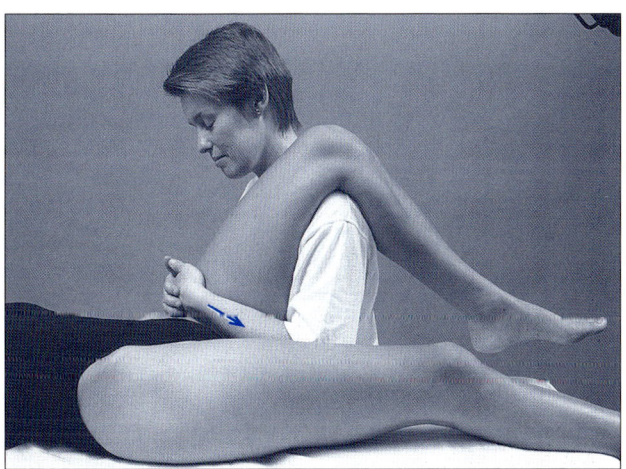

Abb. 7.2: Dorsokaudale Mobilisation mit Traktion im Hüftgelenk

Mobilisation

Mit der Ulnarkante beider Hände senkrecht zur Oberschenkellängsachse Vorspannung nach dorsokaudal aufnehmen. Unter gehaltener Vorspannung über eine pleuelartige Bewegung nach dorsokaudal mobilisieren.

Die Mobilisation kann mit postisometrischer Relaxation (☞ 13.1) kombiniert werden.

Dorsolaterale Mobilisation

Indikation

Entlastung des Pfannengrundes.

Lagerung

Der Patient befindet sich in Rückenlage. Neben ihm sitzt oder steht der Therapeut. Das betroffene Bein ist im Hüftgelenk so weit als möglich flektiert (maximal 90°) und wird je nach Beweglichkeit über die Schulter des Therapeuten gelegt oder auf der Behandlungsliege abgestellt.

Tiefenkontakt

Mit beiden Händen den Oberschenkel des Patienten von medial möglichst nah am Hüftgelenk umfassen.

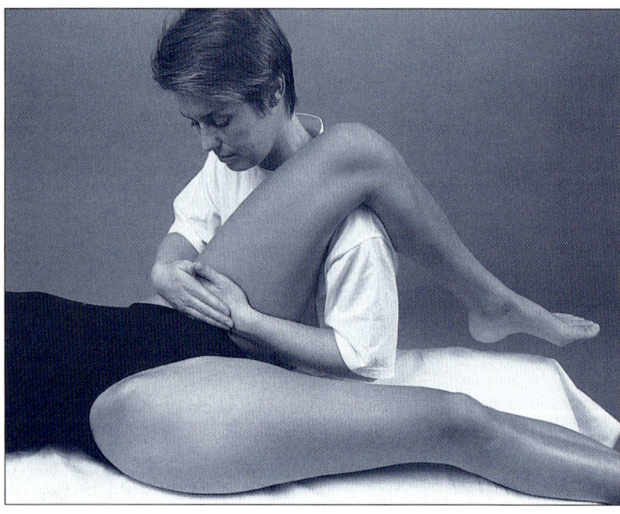

Abb. 7.3: Dorsolaterale Mobilisation mit Traktion im Hüftgelenk

Mobilisation

Maximale Vorspannung nach dorsolateral aufnehmen. Unter gehaltener Vorspannung über eine pleuelartige Bewegung nach dorsokaudal mobilisieren.

Ventralschub

Indikation
Einschränkung der Extension im Hüftgelenk.

Lagerung
Der Patient befindet sich in Bauchlage. Das betroffene Bein liegt an der Kante der Behandlungsliege. Das Becken ist leicht unterlagert. Der Therapeut steht seitlich neben dem Patienten mit Blickrichtung zum Fußende.

Tiefenkontakt
Mit der patientennahen Hand das gleichseitige Os ilium fixieren. Die patientenferne Hand (Mobilisationshand) mit dem Handballen im Bereich des Oberschenkelhalses möglichst nah am Hüftgelenk anlegen.

Mobilisation
Unter gehaltener Vorspannung wiederholt einen Schub über die Mobilisationshand nach ventral geben.

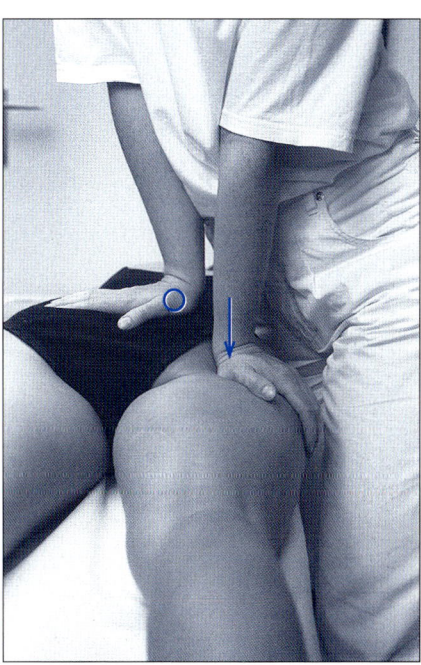

Abb. 7.4: Ventralschub im Hüftgelenk

Tipps & Fallen

Bei einer Hüftbeugekontraktur das *gesamte* Becken entsprechend unterlagern. Ist die Hüftbeugekontraktur stark ausgeprägt, so ist eine Mobilisation unter Umständen nicht möglich.

8.1	**Befunderhebung**	176	
8.2	**Manuelle Therapie**	180	

- Kraniokaudale Schubmobilisation an der HWS — 181
- Traktionsmanipulation der Kopfgelenke nach Frederick — 182
- Rotationstraktion der HWS — 184
- Rotationstraktion der HWS (Variante) — 185
- Rotationstraktion der HWS bei Lordosierungsempfindlichkeit — 187
- Mobilisation und Manipulation aus dem Ellenbogenhang — 188
- Modifizierter Ellenbogenhang bei kyphotisch eingestellter HWS — 190
- Traktionsmobilisation der HWS mit Vibration — 191
- Handglisson — 192
- Kyphosierende Traktion (generalisiert und segmental) — 193
- Laterolaterales Gleiten (generalisiert) — 194
- Laterolaterales Gleiten (segmental) — 196
- Dorsales Gleiten — 197
- Ventrales Gleiten — 198
- Rotationstraktion — 199
- Rotationstraktion — 200
- Mobilisation der Kopfgelenke (Ellenbogenhang) — 201

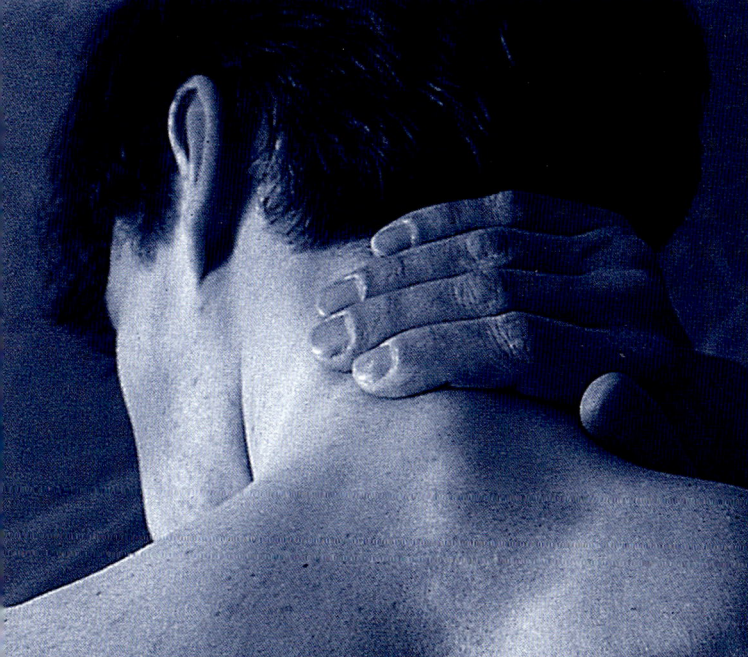

Halswirbelsäule (HWS) 8

Die Halswirbelsäule hat durch die propriozeptive Schlüsselfunktion der Kopfgelenke eine übergeordnete Bedeutung für die gesamte Wirbelsäule. Die Kopfgelenke sind an den Steuerungsvorgängen der gesamten Skelettmuskulatur beteiligt und regeln über die enge Verknüpfung mit den Sinnesorganen die Feineinstellung der Körperhaltung. Störungen der Körperstatik führen zu Gegenregulationen durch die Kopfgelenke, wodurch häufig funktionelle Störungen im Bereich der HWS auftreten.

8.1 Befunderhebung

Anamnese ☞ 1.4.1
- Blockierungen im Bereich der **Kopfgelenke**
  - Einseitiger Hinterhauptkopfschmerz mit Ausstrahlung zum Auge
  - Plötzlich auftretender Schwindel in Abhängigkeit von bestimmten Kopfhaltungen und begleitend Schmerzen im Zervikalbereich
  - Sehstörungen
  - Tinnitus
  - Hypakusis (funktionelle Schwerhörigkeit)
  - Periphere Dysästhesien
  - Angeborener Schiefhals
- Blockierungen im Bereich der **mittleren HWS**
  - Nackenschmerzen
  - Einseitige Bewegungseinschränkungen
  - Dysphagien
  - Singultus („Schluckauf")
  - Zervikobrachialgien
- Blockierungen im Bereich der **unteren HWS** und des **zerviko-thorakalen Überganges**
  - Diffuser Nackenkopfschmerz ohne Seitenbetonung
  - Zervikobrachialgien
  - Parästhesien in den Armen und Händen
  - Verfärbung und Schwellung der Hände, z.B. im Rahmen eines funktionellen Kompressionssyndromes des Plexus brachialis
  - Einseitige schmerzhafte Bewegungseinschränkung.

Orthopädische Untersuchung ☞ 1.4.2

Inspektion
- Kopfhaltung: Kopf mittelständig, Schiefhals, Gesichtsskoliose?
- Gesicht: Horner-Syndrom (Miosis, Ptosis, Enophthalmus), z.B. bei Läsion der Nervenwurzel C8?
- Schulterstand
- Symmetrie der Nacken- und Schultermuskulatur
- Lotrechter Aufbau der HWS in der Sagittal- und Frontalebene?

Palpation
- Protuberantia occipitalis
- Mastoid (Processus mastoideus)
- Kiefergelenk
- Aufsteigender Unterkieferast
- Atlasquerfortsatz (Processus transversus)
- Druckschmerz über den Dornfortsätzen und paravertebral der HWS?
- Klopfschmerz über den Dornfortsätzen?
- Paravertebrale Muskulatur: Muskelhartspann, Myogelosen?
- Wirbelgelenke (Facettengelenke).

Bewegungsprüfung: Aktive und passive Beweglichkeit der HWS.

Manualmedizinische Untersuchung

Dreischritt-Diagnostik ☞ 1.5.2
- Aufsuchen der Irritationspunkte
  - Den Irritationspunkt für das Segment **C1** über dem seitlichen Bogen des Atlas zwischen aufsteigendem Kieferast und der Mastoidspitze palpieren
  - Die Irritationspunkte für die Segmente **C2 bis C7** in Höhe des jeweiligen Dornfortsatzes einen Querfinger lateral der Dornfortsatzreihe in der Tiefe der autochthonen Muskulatur aufsuchen.

Variante im HWS-Bereich: Prüfung der **Insertionszonen nach Sell**. Bei Blockierungen der HWS treten regelmäßig auch Irritationen im Insertionsgebiet der Nackenmuskulatur an der Linea nuchae auf. Die entsprechenden Muskelfasern werden segmental innerviert, sodass die Insertionszonen einzelnen Segmenten zugeordnet sind.

  - Für das Segment **C1** beidseits der Mittellinie den Ansatzbereich des Musculus rectus capitis posterior minor tasten

- Für die Segmente **C7 bis C2** den Ansatz des Musculus splenius capitis von der Mastoidspitze jeweils einen Querfinger nach medial versetzt an der Linea nuchae palpieren
- **Segmentale Hypomobilität**
  - **C1:** Am sitzenden Patienten die Atlasquerfortsätze palpieren und eine Seitneigung des Kopfes durchführen. Bei Normobilität kommt während der passiven Seitneigung der gleichseitige Atlasquerfortsatz dem palpierenden Finger scheinbar entgegen. Anschließend eine Rotation des Kopfes ausführen, bis die Bewegung den Querfortsatz des Atlas erreicht. Während der passiven Endrotation soll sich dann die palpierte Mastoidspitze auf den Atlas zu bewegen
  - **C2:** Den Dornfortsatz von C2 palpieren und eine Rotation des Kopfes durchführen. Die normobile HWS zeigt hierbei erst ab ca. 20° eine Mitrotation des Dornfortsatzes von C2, während die Mitbewegung bei Hypomobilität deutlich früher einsetzt
  - **C3:** Den Dornfortsatz von C2 palpieren und den Kopf des Patienten zur Seite neigen. Bei Normobilität rotiert der Wirbel C2 zur gleichen Seite, wobei der palpierende Finger auf C2 zu Beginn der Bewegung auf die Gegenseite gedrängt wird = **Neigungsprüfung**
  - **C4 und C5:** Die Gelenkfortsätze der Wirbel 4 und 5 auf der jeweiligen Seite gleichzeitig palpieren und eine Rotation des Kopfes durchführen. Hierbei soll der palpierende Finger zunächst von C4, dann von C5 nach dorsal verdrängt werden = **Rotationsprüfung**
  - **C5 bis C7:** Die Dornfortsätze von C5, C6 und C7 untereinander mit den Fingerkuppen palpieren. Dann eine Rotations- und Neigungsprüfung (s.o.) sowie eine Flexionsprüfung ausführen. **Flexionsprüfung:** Bei Normobilität bewegen sich die Dornfortsätze unter Flexion voneinander weg, während die Extension zu einer Verringerung des Abstandes zwischen den Dornfortsätzen führt.

Die Übergangsregionen der Wirbelsäule sind generell häufiger von Blockierungen betroffen.

- **Funktionelles Verhalten der segmentalen Irritation:** Den jeweiligen Irritationspunkt palpieren und eine Rotations-, Flektions- und Neigungsprüfung durchführen (s.o.). Anschließend das Ergebnis als Formel dokumentieren (☞ 1.5.2).
  Variante zur Überprüfung des Befundes: Diagnostik über die Insertionszonen nach Sell. Hierbei zuerst die Insertionen des

M. ectus capitis posterior minor und des M. splenius capitis an der Linea nuchae mit der Zeigefingerkuppe palpieren. Bei Irritationen im Bereich der Insertionszonen prüfen, ob eine entsprechende segmentale Hypomobilität vorliegt. Dann das funktionelle Verhalten der Insertionszone untersuchen.

Differentialdiagnostik

Erkrankungen, die sich hinter rezidivierenden Blockierungen im Bereich der HWS verbergen können:
- Erkrankungen im Bereich der oberen Luftwege, der Augen und der Ohren. Vaskulär bedingte Migräne, psychosomatische Erkrankungen, Okklusionsstörungen nach Zahnsanierung oder Zahnersatz, Erkrankungen der Kiefergelenke, Tumoren des Gehirns und des Halsmarks
- Orthopädische Erkrankungen der unteren Extremitäten, welche die Gesamtstatik beeinflussen. Erkrankungen der Schultergelenke, zervikale Bandscheibenvorfälle, Fehlbildungen der HWS, Skoliosen und schlecht gelaunte Chefärzte.

 Tipps & Fallen

Auch wenn ein sicherer Blockierungsbefund im Bereich der HWS vorliegt, müssen vor der manualtherapeutischen Behandlung neurologische, ophthalmologische und otolaryngologische Erkrankungen sowie Tumoren als Ursache ausgeschlossen werden.

8.2 Manuelle Therapie ☞ 1.5

Anatomie

Halswirbelsäule
- **Aufbau:** 7 Halswirbel (HWK = Halswirbelkörper), zwischen den Wirbeln Disci intervertebrales (Bandscheiben). Am Wirbel werden unterschieden
  - Wirbelkörper
  - Wirbelbogen
  - Dornfortsatz (Processus spinosus)
  - 2 Querfortsätze (Processus transversi)
  - 4 Gelenkfortsätze mit Gelenkfacetten (Processus articulares)
- **Stellung der Gelenkflächen**
  - Ausrichtung der Gelenkflächen in der Frontalebene und Neigung um ca. 45° nach ventral
  - Die oberen Facetten sind leicht konvex, die unteren Facetten leicht konkav
- **Bewegungsfreiheitsgrade:** 3 Freiheitsgrade

  HWS gesamt
  - Flexion/Extension 40/0/40°
  - Lateralflexion rechts/links 40/0/40°
  - Rotation rechts/links aktiv 60/0/60°, passiv 90/0/90°

  Kopfgelenke
  - Extension/Flexion 15/0/15° (C0/C1; C0 = Hinterhaupt, C1 = HWK 1, Nick-Bewegung)
  - Rotation rechts/links 25/0/25° (C1/C2)
  - Seitneigung rechts/links 3/0/3° (C1/C2)
- **Besonderheiten**
  - Physiologische Lordose in der Sagittalebene
  - Der HWK 7 wird auch als Vertebra prominens bezeichnet, da der Dornfortsatz besonders weit vorspringt
  - Die Dornfortsätze von C3 und C4 sind in der Regel sehr kurz und können deshalb oft nicht getastet werden. Bei C1 (= HWK 1) fehlt der Dornfortsatz
  - Der Axis (HWK 2) trägt auf seiner Oberfläche als zapfenartigen Fortsatz den *Dens axis,* der mit der Fovea dentis des Atlas artikuliert
  - Anomalien im Bereich der HWS sind ein häufiger Befund. Hierzu gehört z.B. die Assimilation des Atlas (HWK 1) mit dem Hinterhaupt

- **Mobilisations- und Manipulationsrichtungen:** Traktion, Rotation, laterale, dorsoventrale und kraniokaudale Mobilisation.

Kraniokaudale Schubmobilisation an der HWS

Indikation
Segmentale Bewegungsstörungen der HWS bei konstitutioneller, posttraumatischer und postoperativer Hypermobilität. Segmentale Störungen bei vertebro-basilärer Insuffizienz.

Lagerung
Der Patient liegt auf dem Rücken mit freigestelltem Kopf. Die Behandlungsliege ist flach eingestellt. Der Therapeut steht hinter dem Patienten.

Tiefenkontakt
Eine Hand am Hinterhaupt des Patienten, die andere Hand flach am Scheitelbein anmodellieren. Den Kopf vorsichtig in alle Richtungen bewegen und die für den Patienten angenehmste Position ermitteln.

Mobilisation
Durch einen sanften nach kaudal gerichteten Druck über die Hand am Scheitelbein Vorspannung aufneh-

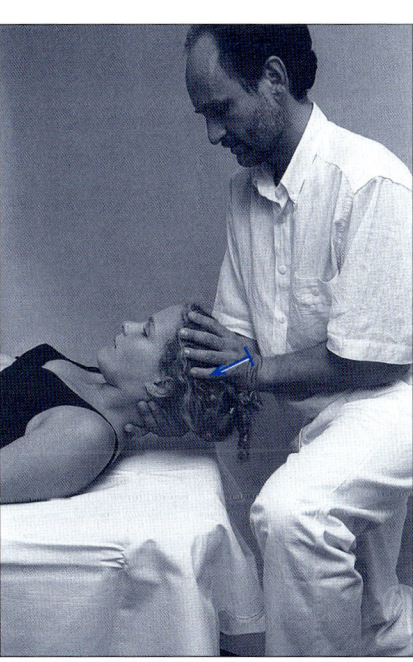

Abb. 8.1: Kraniokaudale Schubmobilisation an der HWS

men. Diese Stellung 30–60 Sekunden aufrechterhalten. Funktionsbewegungen des Kopfes bei der Mobilisation vermeiden.

 Tipps & Fallen
Diese „homöopathische" Form der Manuellen Therapie ist hochwirksam, risikolos und kann relativ früh nach Verletzung oder OP durchgeführt werden.

Traktionsmanipulation der Kopfgelenke nach Frederick

Dieser Griff darf nur vom Arzt durchgeführt werden.

Indikation
Blockierungen der Kopfgelenke.

Lagerung
Der Patient sitzt, hinter ihm steht der Therapeut. Der Rücken des Patienten lehnt am vorstehenden Oberschenkel des Therapeuten.

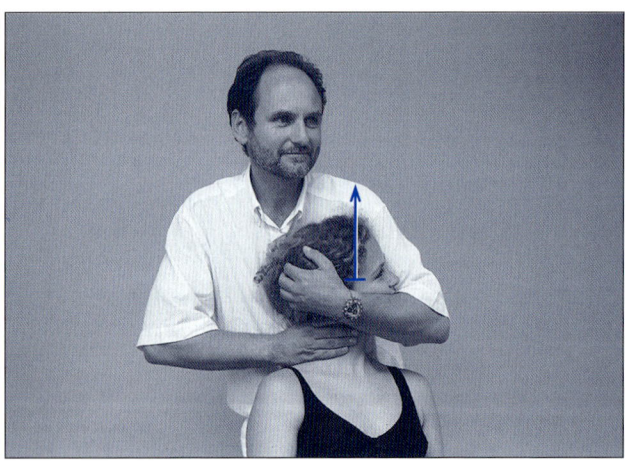

Abb. 8.2: Traktionsmanipulation des Atlas nach Frederick

Tiefenkontakt

Den Patienten von der nicht bewegungsempfindlichen Seite her in den Ellenbogenhang nehmen. Den Daumen der freien Hand quer über den Dornfortsatz von C2 legen und den Kopf des Patienten so weit als schmerzfrei möglich locker zur Hangarmseite rotieren und in den Kopfgelenken über den Daumen nach dorsal beugen.

Manipulation

Aus gehaltener Vorspannung einen Traktionsimpuls über den Hangarm durchführen. Während des Manipulationsimpulses Rotationsbewegungen unbedingt vermeiden.

Tipps & Fallen

Eine entsprechende Atemtechnik kann die Mobilisation erleichtern: Bei der Inspiration steigert sich die Spannung der Muskulatur, während der Exspiration bei gehaltener Traktion begünstigt die Entspannung der Muskulatur die Lösung der Blockierung.

Rotationstraktion der HWS

Dieser Griff darf nur vom Arzt durchgeführt werden.

Indikation

Blockierung der HWS-Segmente C1–C7.

Lagerung

Der Patient sitzt aufrecht am Fußende der Behandlungsliege. Seitlich zum Patienten steht der Therapeut. Die Sitzhöhe der Liege ist so eingestellt, dass die ca. 90° angewinkelten Unterarme des Therapeuten in Höhe der zu behandelnden HWS stehen.

Tiefenkontakt

Die Haltehand mit dem Daumenballen auf der therapeutennahen Seite unterhalb des Jochbeines anlegen. Den Zeige- oder Mittelfinger der Manipulationshand auf der Gegenseite zwischen dem entsprechenden Dorn- und Gelenkfortsatz in der Tiefe der autochthonen Muskulatur anmodellieren und einen Zug in die freie Richtung ausüben. Den Kopf des Patienten 15° zur therapeutenfernen Seite neigen und 15° in Richtung des Therapeuten rotieren.

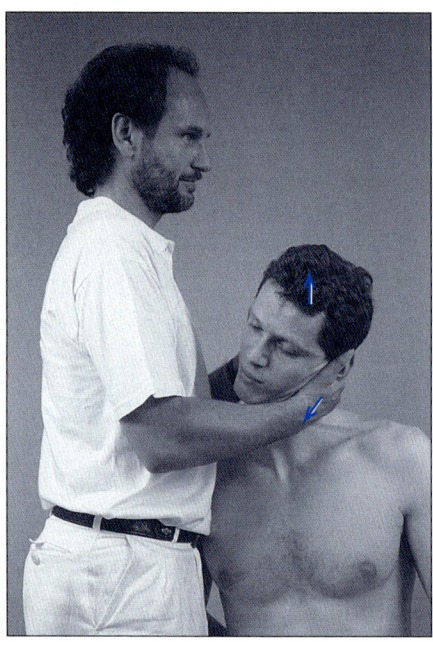

Abb. 8.3:
Rotations-Traktions-Manipulation der HWS

Manipulation

Vorspannung aufnehmen durch Traktion sowie Verstärkung der Rotation über den Manipulationsfinger und einen Probezug ausführen. Hierbei den Kopf des Patienten weit über das Bewegungsausmaß der Manipulation hinaus rotieren. Zusätzlich den Zug am Manipulationsfinger erheblich forcieren und die Traktion verstärken.

Nach Durchführung des Probezuges aus gehaltener Vorspannung einen Rotationsimpuls in die freie Richtung geben. Dabei die Traktion verstärken.

Rotationstraktion der HWS (Variante)

Dieser Griff darf nur vom Arzt durchgeführt werden.

Indikation

Blockierung der HWS-Segmente C4–C7 bei kräftigem Hals des Patienten.

Lagerung ☞ Rotationstraktion der HWS.

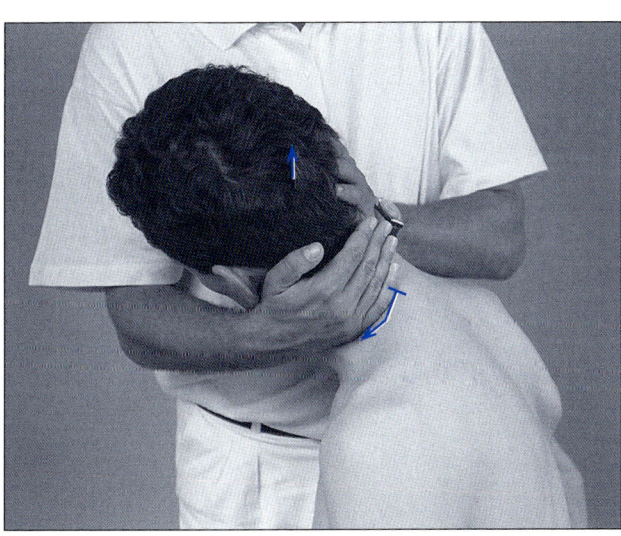

Abb. 8.4: Rotations-Traktions-Manipulation der unteren HWS

Tiefenkontakt

Die Haltehand auf der therapeutennahen Seite hinter dem Ohr des Patienten anlegen, um eine Zunahme der HWS-Lordosierung während der Manipulation zu vermeiden. Die Ulnarkante der Manipulationshand auf der Gegenseite zwischen Dornfortsatz und Gelenkfortsatz des entsprechenden Wirbels anmodellieren und einen Zug in die freie Richtung ausüben.

Manipulation

Vorspannung aufnehmen durch Verstärkung der Traktion und Rotation in die freie Richtung. Während des anschließenden Probezuges mit der Rotation und der Traktion weit über das Bewegungsausmaß der Manipulation hinausgehen. Dabei den Zug über die Manipulationshand verstärken.

Nach dem Probezug aus gehaltener Vorspannung unter Verstärkung der Traktion einen Rotationsimpuls in die freie Richtung geben.

Rotationstraktion der HWS bei Lordosierungsempfindlichkeit

Dieser Griff darf nur vom Arzt durchgeführt werden.

Indikation

Blockierung der HWS-Segmente C1–C7.

Lagerung

Der Patient sitzt. Seitlich hinter ihm steht der Therapeut im Ausfallschritt.

Tiefenkontakt

Mit der Haltehand und dem zugehörigen Unterarm den Hinterkopf und die HWS des Patienten abstützen. Dabei durch Vorneigen des Patientenkopfes die HWS vermehrt kyphosieren. Den Zeige-, Mittelfinger oder die Ulnarkante der Manipulationshand zwischen Dorn- und Gelenkfortsatz des entsprechenden Wirbels auf der Gegenseite anmodellieren und einen Zug in die freie Richtung ausüben.

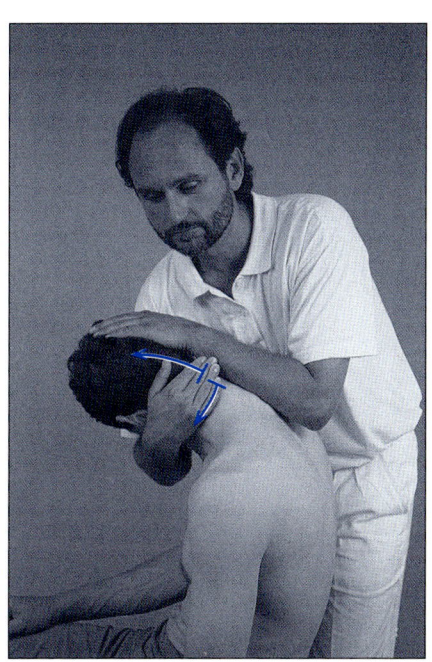

Abb. 8.5: Rotationstraktion der HWS bei Lordosierungsempfindlichkeit

Manipulation

Vorspannung aufnehmen durch vermehrten Zug in die freie Richtung und Verstärkung der HWS-Kyphosierung. Anschließend einen Probezug durchführen. Dann aus gehaltener Vorspannung unter Verstärkung der HWS-Kyphosierung einen Rotationsimpuls in die freie Richtung geben.

Mobilisation und Manipulation aus dem Ellenbogenhang

🔒 Dieser Griff darf nur vom Arzt durchgeführt werden.

Indikation
Blockierung der HWS-Segmente zwischen C1 und C7.

Lagerung
Der Patient sitzt. Hinter ihm steht der Therapeut. Der Oberkörper des Patienten lagert entspannt auf dem vorstehenden Bein des Therapeuten. Der Kopf des Patienten befindet sich im Ellenbogenhang, 15° geneigt zur empfindlichen Seite, 15° rotiert zur freien Seite.

Tiefenkontakt
Die Radialkante des Zeigefingers der freien Hand unter Schub in die freie Rotationsrichtung zwischen Dornfortsatz und Gelenkfortsatz des empfindlichen Wirbels anmodellieren.

Variante: Bei der Mobilisation des Atlas den Tiefenkontakt über Daumen, Schwimmhaut und Zeigefinger der Arbeitshand aufnehmen.

Manipulation
Vorspannung aufnehmen unter Verstärkung der Richtung des Tiefenkontaktes und der Traktion. Nach einem Probezug aus gehaltener Vorspannung einen kurzen Rotationsimpuls in die freie Richtung geben.

🔖 Tipps & Fallen
Dieser Griff kann auch gegenläufig durchgeführt werden, indem der Schub mit dem Daumen gegen den Dornfortsatz erfolgt und über den Hangarm gegenrotiert wird, dabei wechseln Hangarm und Manipulationshand jeweils zur Gegenseite.

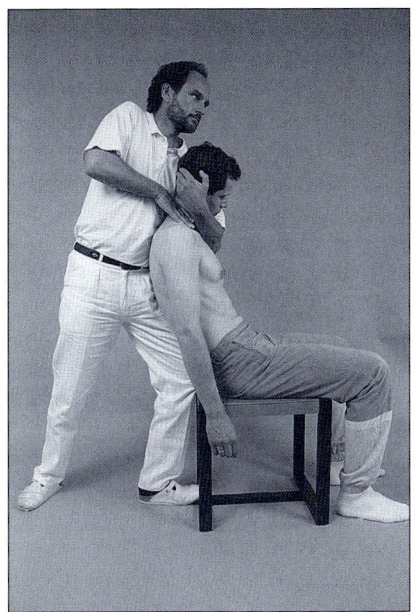

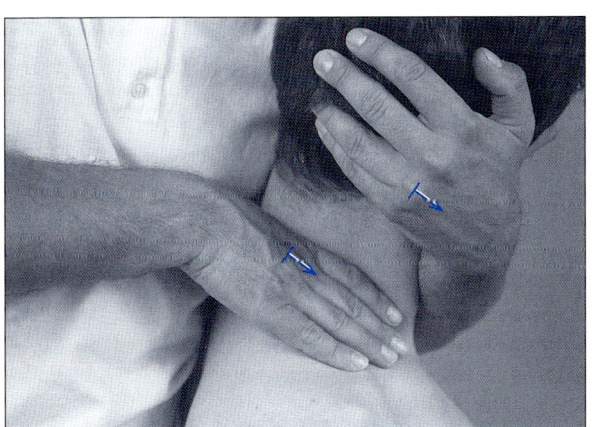

Abb. 8.6: Rotationsmobilisation aus dem Ellenbogenhang

Modifizierter Ellenbogenhang bei kyphotisch eingestellter HWS

🕮 Dieser Griff darf nur vom Arzt durchgeführt werden.

Indikation

Blockierung der HWS-Segmente C1–C7.

Lagerung

Der Patient sitzt und stützt sich mit vermehrt kyphosierter BWS am seitlich hinter ihm stehenden Therapeuten ab. Die HWS des Patienten ist ebenfalls kyphosiert und wird durch den Oberkörper des Therapeuten in dieser Stellung gehalten. Der Kopf des Patienten befindet sich im Ellenbogenhang und ist 15° zur empfindlichen Seite geneigt sowie 15° in die freie Richtung rotiert. Der Hangarm des Therapeuten liegt hierbei *nicht unter* dem Kinn des Patienten, sondern wird *um das Kinn herum geführt* (modifizierter Ellenbogenhang).

Tiefenkontakt

Die Arbeitshand mit der Radialkante des Zeigefingers derotierend im hinteren Quadranten der rotationsempfindlichen Seite des Segmentes anlegen.

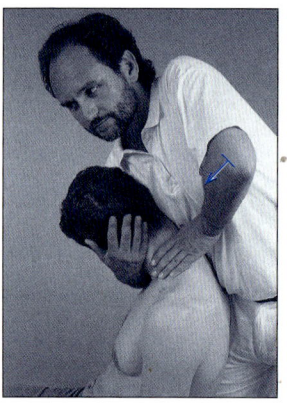

Abb. 8.7:
Manipulation in der modifizierten Ellenbogenhangtechnik

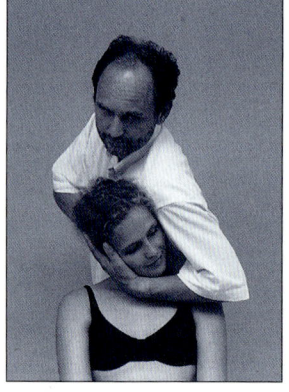

Abb. 8.8:
Modifizierter Ellenbogenhang bei kyphotisch eingestellter HWS

Manipulation

Vorspannung aufnehmen durch Verstärkung der Derotation und der Kyphosierung. Anschließend einen Probezug durchführen. Aus gehaltener Vorspannung einen kurzen derotierenden und kyphosierenden Impuls geben. Während der Kyphosierung eine Verstärkung der Seitneigung vermeiden.

Traktionsmobilisation der HWS mit Vibration

Indikation

Blockierungen der oberen HWS.

Lagerung

Der Patient sitzt mit nach vorn geneigtem Kopf auf der Behandlungsliege. Hinter ihm steht der Therapeut im Ausfallschritt und stützt den locker zurückgelehnten Oberkörper des Patienten.

Tiefenkontakt

Die Daumenballen am Hinterkopf des Patienten beidseits an der Linea nuchae anmodellieren. Die Ellenbogen ventral vor den Patientenschultern positionieren, sodass ein Traktionshebel entsteht.

Mobilisation

Vorspannung aufnehmen durch geringe Traktion.

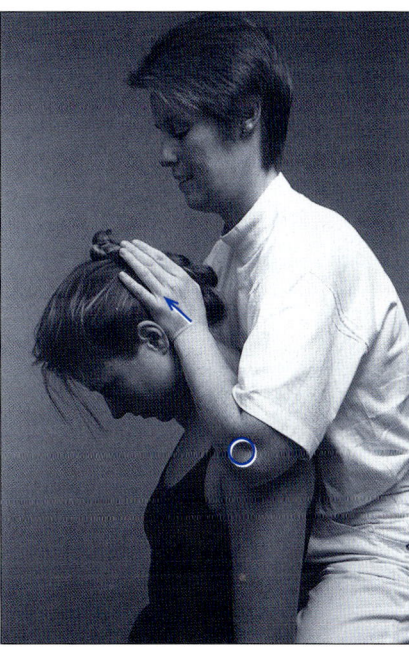

Abb. 8.9: Kyphosierende Traktion mit Vibration (Versöhnungsgriff)

Aus der Vorspannung heraus unter gleichzeitiger Vibration die Traktion leicht verstärken.

Tipps & Fallen
Schmerzhafter Druck auf das Mastoid ist unbedingt zu vermeiden.

Handglisson

Indikation
Bewegungseinschränkungen der HWS-Segmente und der oberen BWS-Segmente (Th1-Th3).

Lagerung
Der Patient liegt auf dem Rücken. Sein Kopf ist auf der Behandlungsliege oder alternativ auf den Oberschenkeln des hinter ihm sitzenden Therapeuten abgelegt.

Tiefenkontakt
Beide Hände mit den Radialkanten der Zeigefinger paraspinös im Bereich der oberen Brustwirbelsäule anmodellieren.

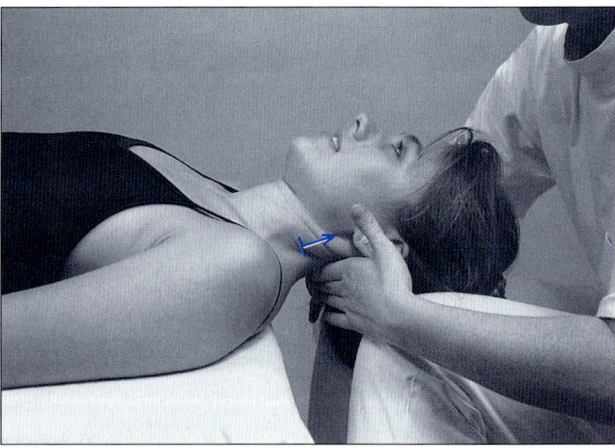

Abb. 8.10: Handglisson

Mobilisation

Unter Pektoralisanspannung und Gewichtsverlagerung einen gleichmäßigen Zug nach kranial durchführen.

Tipps & Fallen
- Während der Mobilisation eine Verstärkung der HWS-Lordosierung vermeiden
- Bei Erreichen des Haaransatzes die Mobilisation beenden.

Kyphosierende Traktion (generalisiert und segmental)

Indikation
Blockierungen mehrerer oder einzelner HWS-Segmente, Einschränkung der Flexion, Hypertonus Nackenmuskel

Lagerung
Der Patient liegt auf dem Rücken mit dem Kopf im Überhang. Seitlich hinter der Behandlungsliege steht oder sitzt der Therapeut und stützt den Kopf des Patienten mit seinem Unterarm ab.

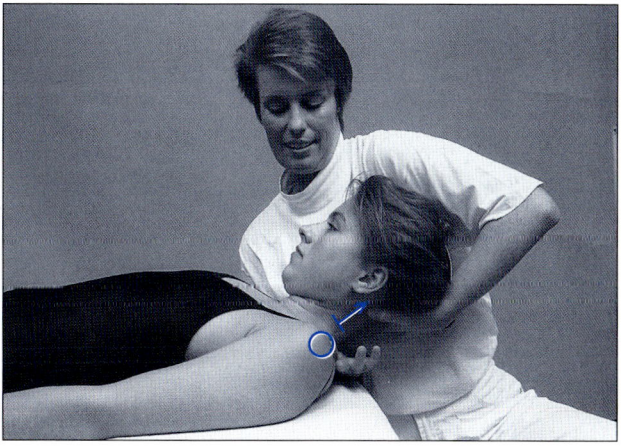

Abb. 8.11: Kyphosierende Traktion (generalisiert)

Tiefenkontakt

Generalisiert: Die Fixationshand im Gabelgriff (Abb. 8.11) in Höhe des hinteren Wirbelbogens von C7 anmodellieren. Die Mobilisationshand von dorsal an das Hinterhaupt legen und die HWS in Flexion einstellen.

Segmental: Die entsprechenden zwei benachbarten Wirbel jeweils im Gabelgriff fixieren bzw. mobilisieren.

Mobilisation

Unter *leichter* Verstärkung der Flexion eine Traktion durchführen.

Tipps & Fallen

Flexionseinstellung ist variabel – je mehr Flexion, desto größer die Weichteildehnung.

Laterolaterales Gleiten (generalisiert)

Indikation

Blockierungen der HWS mit Einschränkung der Lateralflexion.

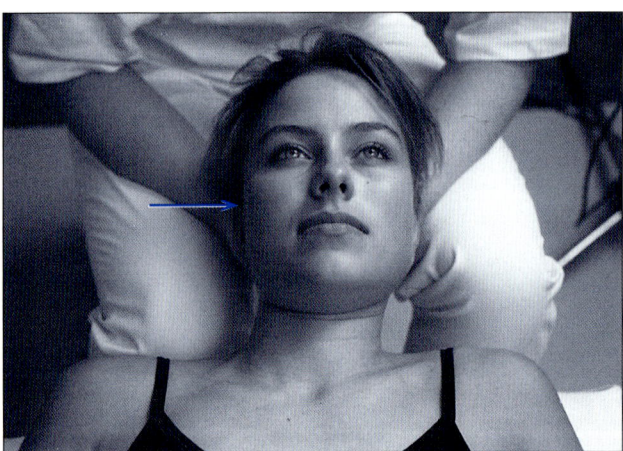

Abb. 8.12: Laterolaterales Gleiten (generalisiert)

Lagerung

Der Patient befindet sich in Rückenlage mit dem Kopf im Überhang. Der hinter ihm sitzende Therapeut hält den Kopf des Patienten. Die Unterarme des Therapeuten liegen auf den Oberschenkeln.

Tiefenkontakt

Beide Hände am Hinterhaupt des Patienten anmodellieren.

Mobilisation

Vorspannung aufnehmen durch eine lösende Traktion und leichtes Lateralgleiten. Dann weich und rhythmisch federnd nach lateral mobilisieren.

Tipps & Fallen

- Rotation oder Lateralflexion der HWS während der Mobilisation vermeiden
- Mit zunehmendem Gleiten nach lateral die Traktion entsprechend vermindern, um den Gleitweg nicht zu sperren
- Bei der Mobilisation sind Erleichterungstechniken wie die postisometrische Relaxation oder entsprechende Atemtechniken (☞ 1.5.2) zur Erweiterung des Bewegungsausmaßes hilfreich.
- Mit postisometrischer Relaxation (PIR) verbinden, um detonisierende Wirkung zu erzielen.

Laterolaterales Gleiten (segmental)

Indikation

Blockierungen der HWS, Einschränkung der Lateralflexion.

Lagerung

☞ Laterolaterales Gleiten (generalisiert). Der Kopf des Patienten liegt auf den Oberschenkeln des Therapeuten.

Tiefenkontakt

Auf Höhe des hinteren Wirbelbogens der entsprechenden zwei benachbarten Wirbel die Radialkanten beider Hände oder Zeigefinger kontralateral anlegen. Dabei die Hände um 45° kippen, gemäß der Neigung der Facettengelenke.

Mobilisation

Aus der gehaltenen Vorspannung gegenläufig nach lateral mobilisieren. Dabei seitlichen Druck an den Querfortsätzen vermeiden.

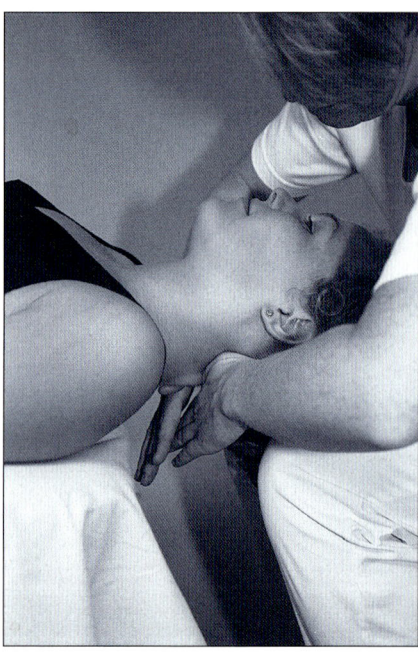

Abb. 8.13: Laterolaterales Gleiten (segmental)

Dorsales Gleiten

Indikation

Einschränkung der Extension im Bereich der mittleren und unteren HWS bei ventraler Translationsfehlstellung.

Lagerung

Der Patient liegt auf dem Rücken mit dem Kopf im Überhang.

Tiefenkontakt

Eine Hand am Hinterhaupt des Patienten anmodellieren und den Unterarm auf dem Oberschenkel abstützen. Die andere Hand mit der Schwimmhaut auf das Kinn legen.

Mobilisation

Aus gehaltener Vorspannung unter leichtem Kranialzug den Kopf des Patienten weich und rhythmisch federnd nach dorsal bewegen.

 Tipps & Fallen
- Mobilisation äußerst vorsichtig durchführen, da bei diesem Griff sensible Störungen auftreten können
- Mit zunehmendem Gleiten nach dorsal die Traktion entsprechend verstärken, um Kompression zu vermeiden

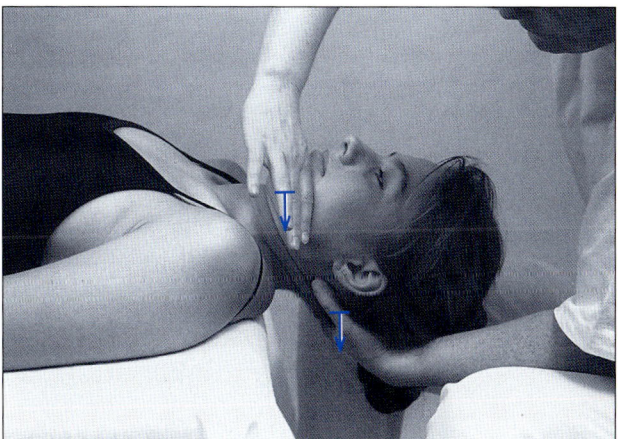

Abb. 8.14: Dorsales Gleiten

Ventrales Gleiten

Indikation

Einschränkung der Flexion im Bereich der unteren und mittleren HWS.

Lagerung ☞ Dorsales Gleiten.

Tiefenkontakt

Eine Hand am Hinterhaupt des Patienten anmodellieren und den Unterarm auf dem Oberschenkel abstützen. Die andere Hand unter das Kinn legen.

Mobilisation

Unter leichter Traktion aus gehaltener Vorspannung weich und rhythmisch federnd nach ventral mobilisieren. Hierbei mit zunehmendem Ventralgleiten die Traktion entsprechend vermindern, um den Gleitweg nicht zu sperren.

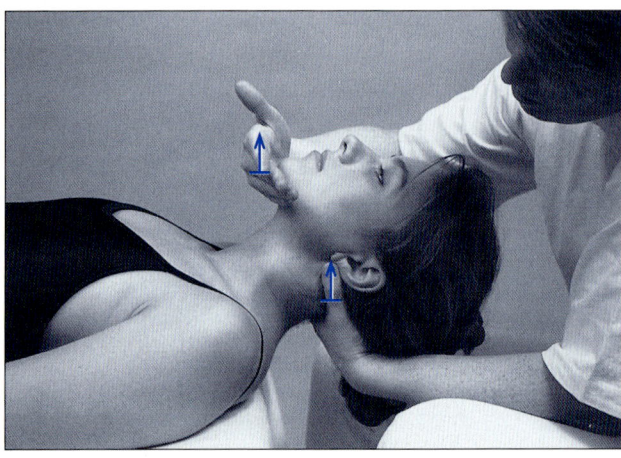

Abb. 8.15: Ventrales Gleiten

Rotationstraktion

Indikation
Blockierung der Rotation in den Segmenten C5–C7.

Lagerung
Der Patient liegt auf dem Bauch. Das Kopfteil der Behandlungsliege ist abgesenkt. Auf der freien Seite steht der Therapeut. Der Kopf des Patienten ist jeweils in Richtung des Therapeuten nach lateral zu flektieren und zur therapeutenfernen Seite zu rotieren.

Tiefenkontakt
Die kopfnahe Mobilisationshand mit der Ulnarkante kontralateral an den hinteren Wirbelbögen der blockierten Wirbel anmodellieren. Mit der fußnahen Hand den Hinterkopf des Patienten von dorsal fixieren.

Mobilisation
- Aus gehaltener Vorspannung den Wirbel über die Ulnarkante der Mobilisationshand weich und rhythmisch federnd in Richtung des Therapeuten rotieren. Dabei eine Gegenrotation durch die Fixationshand am Hinterkopf vermeiden
- Keine direkte Rotation über Anlage auf C5 geben.

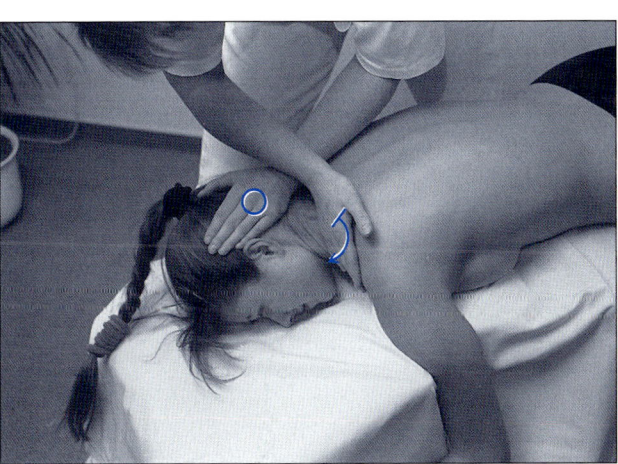

Abb. 8.16: Rotationstraktion aus der Bauchlage

Rotationstraktion

Indikation
Blockierung der Rotation in den Segmenten C1–Th3.

Lagerung
Der Patient sitzt. Auf der rotationsempfindlichen Seite steht der Therapeut. Der Kopf des Patienten ist zur therapeutenfernen Seite leicht geneigt.

Tiefenkontakt
Eine Hand mit der Ulnarkante des Daumens am hinteren Wirbelbogen des kaudalen Partnerwirbels anmodellieren, sodass dieser zur therapeutenfernen Seite rotiert wird. Die Ulnarkante der anderen Hand am kontralateralen hinteren Wirbelbogen des kranialen Partnerwirbels anlegen. Letzterer wird später in Richtung des Therapeuten rotiert.

Mobilisation
Unter leichter Traktion über die Ulnarkante der kranialen Hand eine Rotation in Richtung des Therapeuten ausführen. Alternativ kann die Mobilisation auch als Gegenrotation über die am kaudalen Partnerwirbel liegende Ulnarkante des Daumens erfolgen.

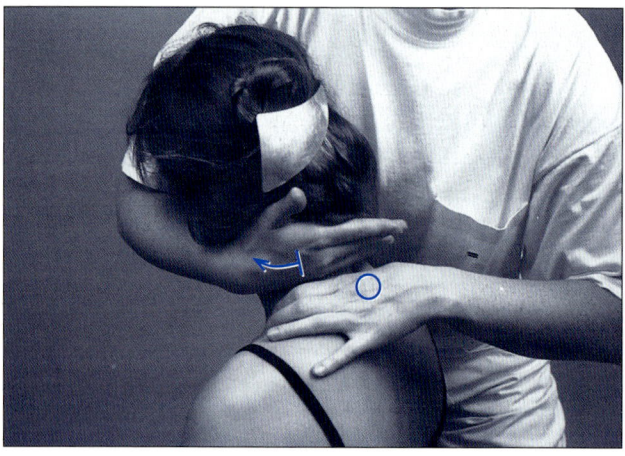

Abb. 8.17: Rotationstraktion

Tipps & Fallen

- Durch zusätzliche Kyphosierung der HWS und Lateralflexion zur Gegenseite wird das Segment weiter aufgedehnt
- Die aufrechte Haltung des Oberkörpers kann unterstützt werden, indem sich der Patient an das aufgestellte Bein des Therapeuten lehnt.

Mobilisation der Kopfgelenke (Ellenbogenhang)

Indikation: Blockierungen im Segment C1.

Lagerung

Der Patient sitzt. Seitlich neben ihm steht der Therapeut.

Tiefenkontakt

Den Kopf des Patienten in den Ellenbogenhang nehmen, sodass sich das Kinn in der Ellenbeuge des Therapeuten befindet. Unter- und Oberarm am Jochbein des Patienten anlegen. Die andere Hand mit der Ulnarkante des Daumens und der Radialkante des Zeigefingers am hinteren Wirbelbogen des Atlas anmodellieren. Zusätzlich kann der Therapeut ein Bein auf der Behandlungsliege aufstellen, um den Oberkörper des Patienten abzustützen.

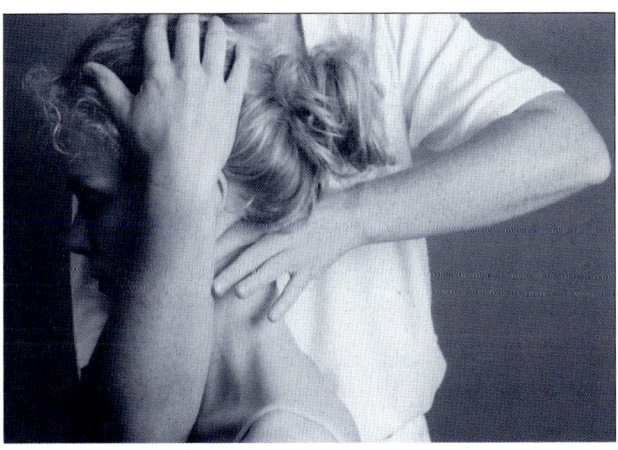

Abb. 8.18: Mobilisation der Kopfgelenke (Ellenbogenhang)

Mobilisation

Zunächst einen Probezug durchführen. Dann unter leichter Traktion Atlas und Hinterhaupt gegenläufig nach lateral bzw. ventral mobilisieren.

Tipps & Fallen
- Darauf achten, dass im Ellenbogenhang kein Druck auf die Kiefergelenke ausgeübt wird (M. biceps brachii entspannen)
- Den Kopf des Patienten in Mittelstellung halten (ggf. Kontrolle mittels Spiegel)
- Traktion wird durch leichtes Zurücksinken des Patienten erreicht.

9.1	**Befunderhebung**	**204**
9.2	**Manuelle Therapie**	**206**
	Kreuzhandgriff an der BWS	207
	Manipulation an der oberen BWS mit dem Daumenschub	208
	Hangtraktion	209
	Generalisierte Traktion an der Brustwirbelsäule (Kranialisierung)	211
	Traktion an der Brustwirbelsäule	212
	Segmentale kranialisierende Mobilisation (Tangentialschub)	213
	Flexionsmobilisation an der Brustwirbelsäule	215
	Rotationsmobilisation an der Brustwirbelsäule	216
	Rotationsflexionsmobilisation an der Brustwirbelsäule	217
	Rotationsmobilisation an der Brustwirbelsäule aus Lateralflexion	219
	Dorsalschub an der Brustwirbelsäule	220
	Mobilisation der oberen Brustwirbelsäule (Mitnehmertechnik)	221

Brustwirbelsäule (BWS) 9

9.1 Befunderhebung

Anamnese ☞ 1.4.1
- Schmerzen
  - Funktionell: bewegungsabhängig, insbesondere beim Aufrichten aus der Kyphose
  - Lokalisation: Schulter-Nackenbereich (Blockierungen der oberen BWS), Sternum, Oberbauch, diffuser Hinterhaupt-Kopfschmerz, Brachialgien
- Pseudoviszerale Symptome: z.B. Pseudangina pectoris oder Atembeschwerden.

Orthopädische Untersuchung ☞ 1.4.2

Inspektion
Lotrechter Aufbau der BWS in der Sagittal- und Frontalebene?

Palpation
- Druckschmerz über den Dornfortsätzen und paravertebral der BWS: z.B. bei Instabilität, Bandscheibenvorfall oder Spondylitis?
- Klopfschmerz über den Dornfortsätzen: z.B. bei degenerativ entzündlichen Veränderungen?
- Paravertebrale Muskulatur: Muskelhartspann, Myogelosen?
- Wirbelgelenke (Facettengelenke).

Manualmedizinische Untersuchung

Dreischritt-Diagnostik ☞ 1.5.2
- **Aufsuchen der Irritationspunkte:** Der Patient liegt entspannt auf dem Bauch. Sein Kopf befindet sich in Mittelstellung, das Kopfteil der Behandlungsliege ist leicht abgesenkt. Die Irritationspunkte der einzelnen Segmente einen Querfinger lateral der Dornfortsatzreihe in der Tiefe der autochthonen Rückenmuskulatur tasten. Zu diesem Zweck die oberflächliche Rückenstreckmuskulatur zur Seite abschieben
- **Segmentale Hypomobilität:** Beim sitzenden Patienten die Fingerkuppen auf jeweils drei benachbarte Dornfortsätze der BWS legen und das Bewegungsspiel der Dornfortsätze zueinander bei Rotation, Flexion und Seitneigung (☞ 8.1, Dreischritt-Diagnostik) der BWS prüfen
- **Funktionelles Verhalten der segmentalen Irritation:** Den Irritationspunkt palpieren und das funktionelle Verhalten bei Rotation, Lordosierung und Kyphosierung prüfen.

Rotation
- Die Segmente Th1 bis Th3 durch endgradige Rotation der Halswirbelsäule untersuchen
- Ab Th4 die Rotation über passives Anheben des Patientenarmes nach dorsal durchführen.

Lordosierung
- Die obere BWS durch Anheben des Kopfes bzw. durch die über den Kopf ausgestreckten Arme des Patienten lordosieren
- Um die untere BWS zu lordosieren, das gleichseitige gestreckte Bein des Patienten nach dorsal anheben.

Kyphosierung
Den Patienten auffordern, einen Rundrücken zu machen und die BWS gegen den palpierenden Finger des Therapeuten zu drücken. Anschließend den Befund als Formel dokumentieren.

Tipps & Fallen
- Beeinträchtigungen des Gelenkspiels im Bereich der BWS sind ein häufiger Befund. Oftmals handelt es sich um stumme Blockierungen, die keine oder nur wenig Beschwerden verursachen
- Bewegungseinschränkungen der BWS sind oft kombiniert mit Blockierungen der Rippengelenke.

Differentialdiagnostik

Erkrankungen, die sich hinter rezidivierenden Blockierungen im Bereich der BWS verbergen können:
- M. Scheuermann, Bandscheibendegeneration mit segmentaler Gefügelockerung, Bandscheibenvorfall, M. Bechterew, Osteoporose, HWS-Syndrom, LWS-Syndrom
- Skoliose, statische Veränderungen der Wirbelsäule bei Erkrankungen der unteren Extremitäten
- Kardiologische Erkrankungen, Störungen im Bereich des Respirationstraktes (Bronchitis, Asthma bronchiale, Pneumonie, Pleuritis), psychosomatische Erkrankungen.

Tipps & Fallen
Im Rahmen der oben genannten Erkrankungen treten häufig Blockierungen der BWS auf. Umgekehrt können BWS-Blockierungen jedoch auch das klinische Bild dieser Erkrankungen imitieren.

9.2 Manuelle Therapie ☞ 1.5

Anatomie

Brustwirbelsäule
- **Aufbau:** 12 Brustwirbel (BWK = Brustwirbelkörper), ☞ 8.2 Anatomie
- **Orientierungspunkte**
  - Vertebra prominens → Höhe BWK 1 oder C7
  - Angulus superior scapulae → Höhe BWK 2
  - Spina scapulae → Höhe BWK 4
  - Angulus inferior scapulae → Höhe BWK 8
  - Die Dornfortsatzspitze befindet sich jeweils 1–2 Querfinger unterhalb des zugehörigen Brustwirbels
- **Stellung der Gelenkflächen**
  - Die in der Frontalebene ausgerichteten Gelenkflächen sind in der Sagittalebene um ca. 20° nach ventral und in der Transversalebene um ca. 60° nach medial geneigt
  - Die oberen Facetten sind leicht konvex, die unteren Facetten leicht konkav
- **Bewegungsfreiheitsgrade:** 3 Freiheitsgrade
  - Extension/Flexion 20/0/40°
  - Lateralflexion rechts/links 20/0/20°
  - Rotation rechts/links 40/0/40°
- **Besonderheiten**
  - Physiologische Kyphose in der Sagittalebene
  - Gelenkige Verbindung mit den Rippen
- **Mobilisations- und Manipulationsrichtungen:** Traktion, Rotation, Flexion, Dorsalschub.

Kreuzhandgriff an der BWS

 Dieser Griff darf nur vom Arzt durchgeführt werden.

Indikation

Blockierungen der mittleren BWS.

Lagerung

Der Patient liegt auf dem Bauch in Kyphosierungslagerung der BWS (Kopfteil der Behandlungsliege abgesenkt, Brustteil erhöht). Der Therapeut steht auf der rotationsempfindlichen Seite.

Tiefenkontakt

Die Manipulationshand mit dem Os pisiforme über dem therapeutischen Querfortsatz (= Querfortsatz, über den der Rotationsimpuls in die freie Richtung ausgelöst wird) auf der therapeutennahen Seite anlegen. Die Langfinger nach kranial oder kaudal richten. Auf der gegenüberliegenden Seite die Haltehand mit dem Os pisiforme gekreuzt auf dem Querfortsatz ober- oder unterhalb des zu behandelnden Wirbels anmodellieren. Die Langfinger der Haltehand nach lateral richten.

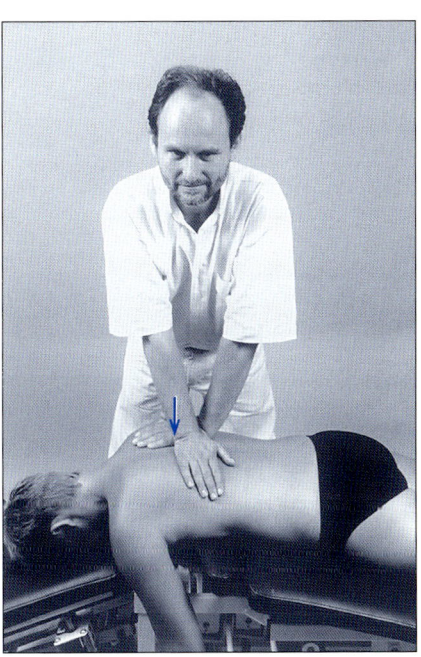

Abb. 9.1: Kreuzhandgriff an der BWS

Manipulation

Vorspannung aufnehmen durch Druck auf den therapeutischen Querfortsatz in die freie Richtung. Nach einem Probezug aus gehaltener Vorspannung einen kurzen Rotationsimpuls geben.

Bei Kontrarotationspaaren (= zwei benachbarte Segmente mit gegensinniger Rotationsempfindlichkeit) den Impuls gleichzeitig mit beiden Händen über beide blockierte Segmente in die jeweils freie Richtung geben.

Manipulation an der oberen BWS mit dem Daumenschub

🔒 Dieser Griff darf nur vom Arzt durchgeführt werden.

Indikation
Blockierung der Segmente Th1–Th3.

Lagerung
Der Patient befindet sich in Kyphosierungslagerung (☞ Kreuzhandgriff an der BWS). Auf der *nicht* rotationsempfindlichen Seite steht der Therapeut mit Blickrichtung zum Kopf des Patienten.

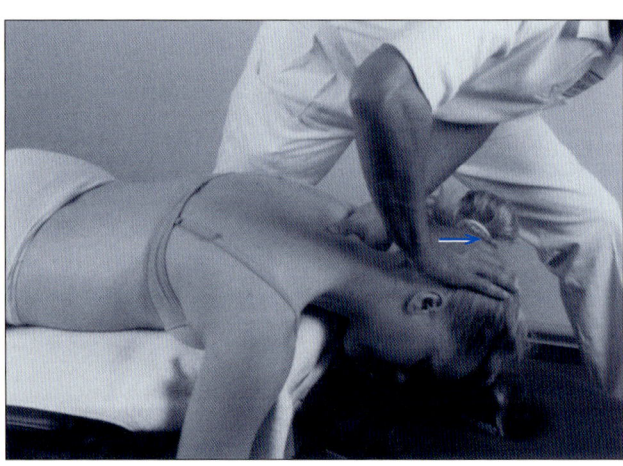

Abb. 9.2: Manipulation an der oberen BWS mit dem Daumenschub

Tiefenkontakt

Von der therapeutennahen Seite den Dornfortsatz des blockierten Segments mit dem Daumen stabilisieren. Den Kopf des Patienten 15° zum Therapeuten neigen und ca. 15° zur therapeutenfernen Seite rotieren, bis die Rotation das blockierte Segment erreicht.

Manipulation

Die gegenläufige Rotation über den Druckpunkt am Daumen und den Kopf leicht verstärken. Aus gehaltener Vorspannung einen kurzen gegenläufigen Impuls über den Daumen und ggf. auch über den Kopf geben.

Variante: Die Manipulation kann auch über den therapeutischen Querfortsatz (☞ Kreuzhandgriff an der BWS) durch derotierenden Druck mit dem Os pisiforme der Arbeitshand durchgeführt werden.

Hangtraktion

 Dieser Griff darf nur vom Arzt durchgeführt werden.

Indikation
Blockierungen der BWS.

Lagerung

Der Patient steht. Hinter ihm befindet sich in Schrittstellung der Therapeut. Das vordere Bein ist neben dem Patienten abgestellt, das hintere Bein dient als Stütze und Rückenschutz für den Therapeuten. Der Patient hat die Hände im Nacken verschränkt. Die BWS des Patienten ist kyphosiert, das blockierte Segment liegt auf dem Kyphosierungsscheitel.

Tiefenkontakt

Mit beiden Händen die Unterarme des Patienten umgreifen. Die Therapeutenunterarme fest an den seitlichen Patiententhorax legen und den Musculus pectoralis von kaudal am blockierten Segment anmodellieren. Den Patienten durch leichtes Zurückgehen auflagern.

Manipulation

Die Vorspannung wird bei diesem Griff bereits während des Tiefenkontaktes hergestellt. Einen Probezug unter Verstärkung der drei folgenden Komponenten durchführen:
- Schub des Therapeuten von kaudal gegen die kyphotisch eingestellte BWS

- Gewichtsverlagerung des Patienten nach dorsal
- Zug der seitlich am Patiententhorax liegenden Therapeutenarme.

Durch kurzes Anspannen der abdominalen und thorakalen Muskulatur einen Manipulationsimpuls geben.

 Tipps & Fallen

Der Griff kann auch am sitzenden Patienten durchgeführt werden. Dies ermöglicht bei entsprechend weit zurückgelagertem Patienten eine Behandlung der oberen BWS-Segmente.

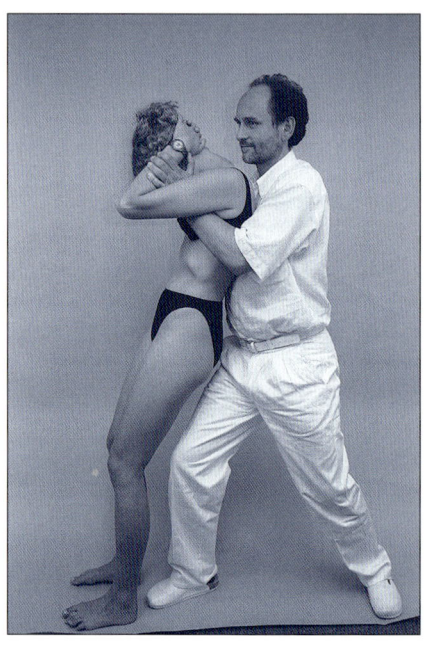

Abb. 9.3: Hangtraktion an der BWS

Generalisierte Traktion an der Brustwirbelsäule (Kranialisierung)

Indikation
Blockierungen der mittleren und unteren Brustwirbelsäule.

Lagerung
Der Patient sitzt, seine Hände liegen überkreuzt auf den Schultern. Der Therapeut steht hinter dem Patienten.

Tiefenkontakt
Mit beiden Händen die Ellenbogen des Patienten umfassen. Dabei die Arme adduzieren und Kontakt zum oberen Rumpfbereich aufnehmen. Anschließend den Patienten bitten, sich leicht zurückfallen zu lassen.

Mobilisation
Unter leichtem Aufrichten des Therapeuten Vorspannung aufnehmen. Aus gehaltener Vorspannung durch wiederholten Längszug über den Rumpf des Patienten die BWS nach kranial mobilisieren.

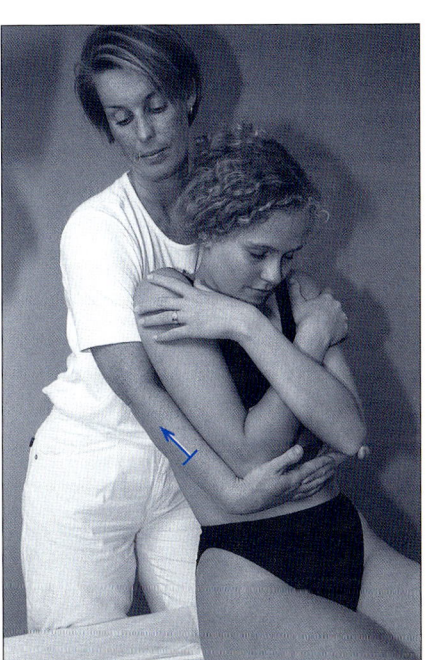

Abb. 9.4: Generalisierte Traktion an der Brustwirbelsäule

Tipps & Fallen

- Das Anlegen der Patientenarme am Rumpf verhindert eine Lordosierung der Wirbelsäule während der Mobilisation
- Durch die Adduktion der Therapeutenarme wird der Schultergürtel des Patienten entlastet
- Bei Bedarf kann der Patientenrumpf auf dem Bein des Therapeuten abgestützt werden.

Traktion an der Brustwirbelsäule

Indikation

Blockierungen der mittleren und unteren Brustwirbelsäule.

Lagerung

Der Patient sitzt. Seitlich vor ihm steht der Therapeut, dessen vorderes Bein auf einem Stuhl abgestellt ist. Der Kopf und die verschränkten Arme des Patienten liegen auf dem hochgestellten Bein des Therapeuten.

Tiefenkontakt

Den Dornfortsatz unterhalb des blockierten Wirbels mit dem Daumenballen der rückennahen Hand fixieren. Mit der anderen Hand den Oberkörper des Patienten am Becken stabilisieren.

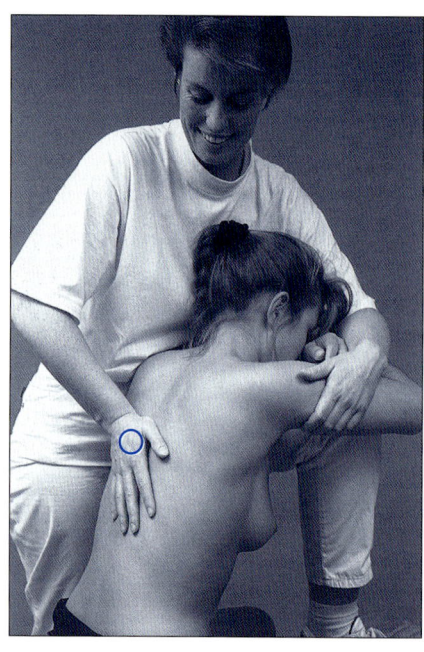

Abb. 9.5: Traktion an der Brustwirbelsäule

Mobilisation

Durch Anheben des aufgestellten Therapeutenbeines nach kranial und lateral sowie gleichzeitiger leichter Gewichtsverlagerung gegen den fixierten Dornfortsatz eine Traktion durchführen. Hierbei weich und rhythmisch federn.

Tipps & Fallen

Eine Lordosierung der LWS unter dem Griff ist zu vermeiden.

Segmentale kranialisierende Mobilisation (Tangentialschub)

Indikation

Blockierungen der Brustwirbelsäule.

Lagerung

Der Patient befindet sich in Kyphosierungslagerung, d.h. in Bauchlage mit negativ eingestelltem Kopfteil (☞ Kreuzhandgriff an der BWS). Seitlich neben ihm steht der Therapeut in Schrittstellung mit Blickrichtung zum Kopf des Patienten.

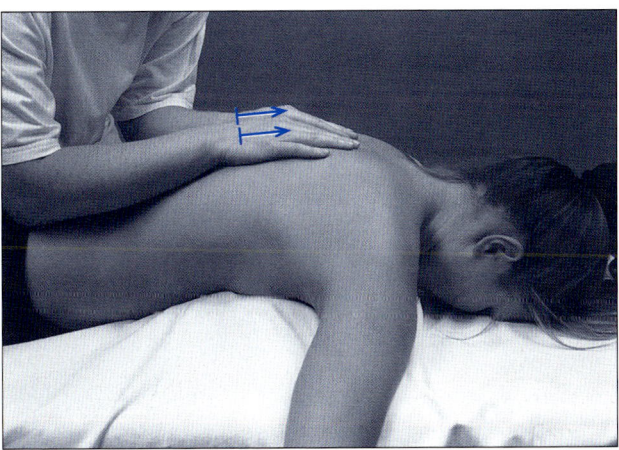

Abb. 9.6: Segmentale kranialisierende Mobilisation (Tangentialschub) *unterhalb* des Kyphosescheitels

Tiefenkontakt

- *Blockierungen unterhalb des Kyphosescheitels:* Die Therapeutenhände mit den Daumenballen ca. einen Querfinger paravertebral in Höhe des blockierten Segments auf die Brustwirbelsäule legen. Die Ellenbogen absenken, um Druck in ventraler Richtung zu vermeiden
- *Blockierungen oberhalb des Kyphosescheitels:* Die Hände überkreuzen und mit der Kleinfingerkante ca. einen Querfinger paravertebral auf gleicher Höhe an die Brustwirbelsäule legen. Die Ellenbogen möglichst tief halten (s.o.).

Mobilisation

Vorspannung aufnehmen und aus der Schrittstellung heraus wiederholt nach kranial mobilisieren. Dabei eine Lordosierung im zervikothorakalen Übergang vermeiden.

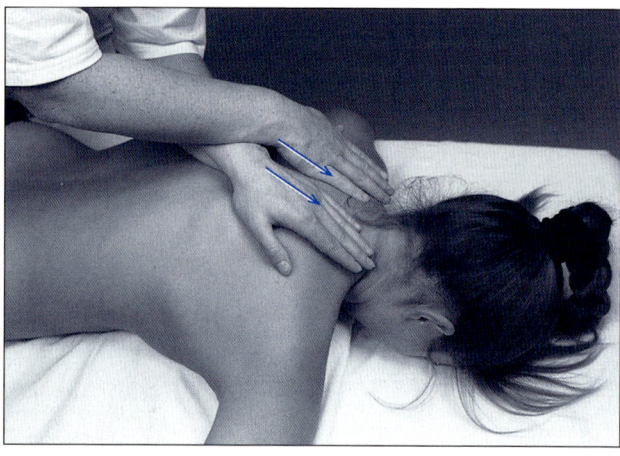

Abb. 9.7: Segmentale kranialisierende Mobilisation (Tangentialschub) *oberhalb* des Kyphosescheitels

Flexionsmobilisation an der Brustwirbelsäule

Indikation
Blockierungen der mittleren und unteren BWS, insbesondere Einschränkungen in der Flexion.

Lagerung
Der Patient sitzt aufrecht und hat seine Hände überkreuzt auf den Schultern abgelegt. Seitlich neben ihm steht der Therapeut, dessen Bein hinter dem Patienten auf der Behandlungsliege abgestellt ist.

Tiefenkontakt
Den Dornfortsatz des unterhalb der Blockierung liegenden Wirbels mit dem Daumenballen in ventrokaudaler Richtung fixieren. Das hinter dem Patienten aufgestellte Therapeutenbein sichert die Fixation zusätzlich ab. Die andere Hand von ventral auf die Arme oder den Schultergürtel des Patienten legen und dessen Kopf und Oberkörper so weit flektieren, bis die Kyphosierung den fixierten Dornfortsatz erreicht. Darauf achten, dass sich die Bewegung *nicht* über den Fixationspunkt hinaus nach kaudal fortsetzt.

Mobilisation
Aus gehaltener Vorspannung an den Patientenarmen oder am Schultergürtel einen dosierten Druck nach kaudal geben.

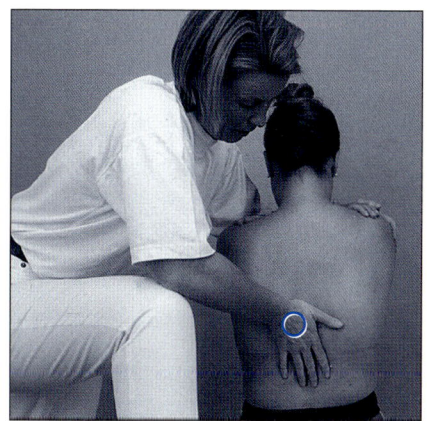

Abb. 9.8:
Flexionsmobilisation an der Brustwirbelsäule

Rotationsmobilisation an der Brustwirbelsäule

Indikation

Blockierungen der mittleren und unteren BWS mit Einschränkung der Rotation.

Lagerung

☞ Flexionsmobilisation an der Brustwirbelsäule.

Tiefenkontakt

Mit dem Daumenballen der Haltehand den entsprechenden Wirbel (s.u.) auf der Seite der eingeschränkten Rotationsrichtung über den Querfortsatz fixieren. Das aufgestellte Bein stützt die Fixationshand zusätzlich ab. Die Mobilisationshand auf die Arme des Patienten legen.

Mobilisation

Den Patienten so weit in die eingeschränkte Richtung rotieren, bis die Bewegung den Fixationspunkt erreicht. Unter gehaltener Vorspannung weich und rhythmisch federnd in die Rotation mobilisieren.

 Tipps & Fallen

- Je nach Stellung des Therapeuten wird die Mobilisation zu diesem hin oder in die therapeutenferne Richtung durchgeführt

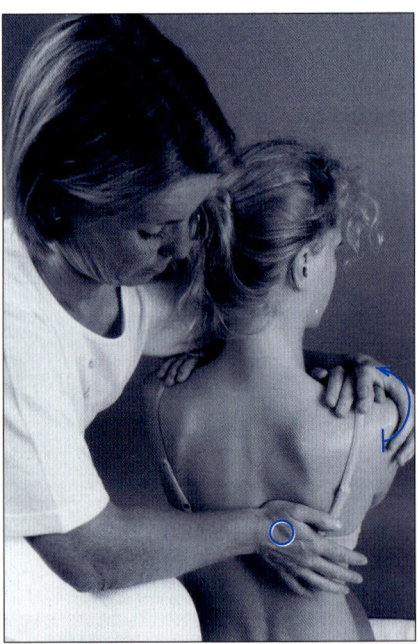

Abb. 9.9: Rotationsmobilisation an der BWS

- Der Griff kann segmental oder generalisiert für die gesamte Brustwirbelsäule eingesetzt werden.
- Die Rotationsmobilisation ist auch aus der Bauchlage des Patienten möglich. Hierbei greift der Therapeut von ventral unter die entsprechende Schulter.

Rotationsflexionsmobilisation an der Brustwirbelsäule

Indikation

Blockierungen der mittleren und unteren BWS, Einschränkungen in der Flexion und Rotation.

Lagerung

☞ Flexionsmobilsation an der Brustwirbelsäule.

Tiefenkontakt

Den Dornfortsatz und den Querfortsatz des Wirbels unterhalb der Blockierung mit dem Daumenballen der rückennahen Hand fixieren. Dabei den Höhenunterschied zwischen Dornfortsatz und Querfortsatz an der Brustwirbelsäule beachten. Das aufgestellte Bein stützt die Fixationshand zusätzlich ab. Die andere Hand (Mobilisationshand) auf die Arme des Patienten legen.

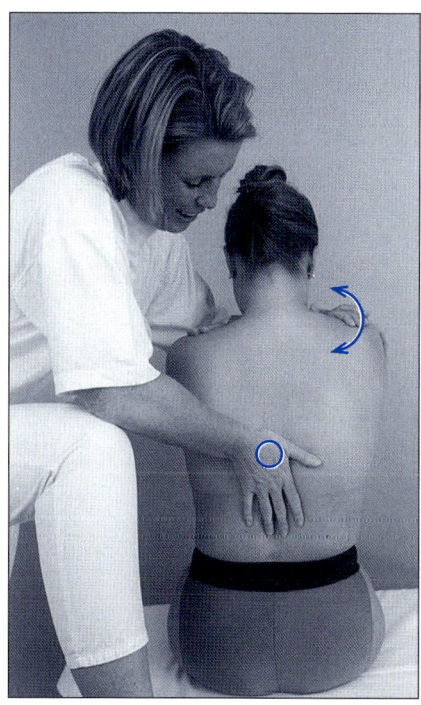

Abb. 9.10:
Rotationsflexionsmobilisation an der BWS

Mobilisation

Vorspannung aufnehmen durch Kyphosierung und Rotation der BWS des Patienten (Kombinationsbewegung). Aus gehaltener Vorspannung das blockierte Segment unter Verstärkung der Kombinationsbewegung mobilisieren.

 Tipps & Fallen
- Auf einen festen Tiefenkontakt achten, um Bewegungen kaudal des Fixationspunkts zu vermeiden
- In Abhängigkeit von der blockierten Richtung wird zum Therapeuten hin oder in die therapeutenferne Richtung mobilisiert
- Darauf achten, dass der Patient während der Mobilisation nicht in die Lateralflexion ausweicht
- Der Griff kann sowohl segmental als auch generalisiert für die gesamte Brustwirbelsäule eingesetzt werden.

Rotationsmobilisation an der Brustwirbelsäule aus Lateralflexion

Indikation

Blockierungen der mittleren und unteren Brustwirbelsäule mit Einschränkungen der Rotation.

Lagerung ☞ Flexionsmobilisation an der Brustwirbelsäule.

Der Patient wird in Lateralflexion zum Therapeuten hin eingestellt.

Tiefenkontakt

Mit der Kleinfingerkante (Os pisiforme) oder dem Daumenballen auf der kontralateralen Seite Kontakt zum Querfortsatz des entsprechenden Wirbels aufnehmen.

Mobilisation

Vorspannung aufnehmen durch Einstellen der Rotation zur Gegenseite über den Patientenoberkörper. Die Mobilisation in die Rotation erfolgt gegenläufig durch die Anlagehand am Querfortsatz und Verstärkung der Oberkörpereinstellung.

 Tipps und Fallen

- Eine Lordosierung während der Mobilisation ist zu vermeiden
- Bei Anlage der Querfortsatzhand auf der rechten Seite erfolgt auch eine Einstellung des Oberkörpers in die Rechtsrotation und umgekehrt.

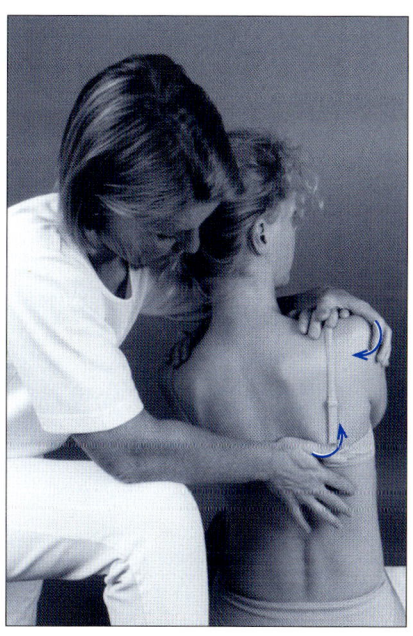

Abb. 9.11: Rotationsmobilisation an der Brustwirbelsäule aus Lateralflexion

Dorsalschub an der Brustwirbelsäule

Indikation

Blockierungen der mittleren und unteren Brustwirbelsäule.

Lagerung

Der Patient sitzt auf der Behandlungsliege, die BWS ist leicht kyphosiert. Die Oberarme des Patienten sind in leichter Anteversion eingestellt.

Tiefenkontakt

Den Dornfortsatz des unterhalb der Blockierung liegenden Wirbels mit der rückennahen Hand fixieren. Das aufgestellte Therapeutenbein unterstützt die Fixation. Die Mobilisationshand von ventral an die Ellenbogen legen und den Oberkörper des Patienten leicht kyphosieren, um eine Lordosierung der BWS während der Mobilisation zu vermeiden.

Mobilisation

Aus gehaltener Vorspannung einen weichen Schub nach dorsal in Verlängerung der Oberarmlängsachsen geben, bis die Bewegung den fixierten Wirbel erreicht.

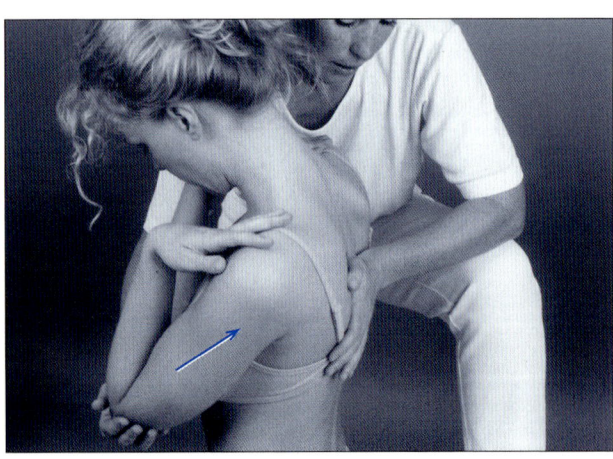

Abb. 9.12: Dorsalschub an der BWS

Tipps & Fallen

Der Schub in dem entsprechenden BWS-Abschnitt kann über unterschiedliche Anteversion der Patientenarme (maximal 90°) gesteuert werden. Je weiter die Arme in die Anteversion geführt werden, umso mehr wird die untere BWS mobilisiert.

Mobilisation der oberen Brustwirbelsäule (Mitnehmertechnik)

Indikation

Blockierung in den Segmenten Th1–Th3, Flexionseinschränkung.

Lagerung

Der Patient sitzt aufrecht, seine Arme hängen locker herunter. Seitlich vor ihm steht der Therapeut. Der Kopf des Patienten ist leicht flektiert und lehnt mit der Stirn an der Schulter des Therapeuten.

Tiefenkontakt

Mit dem Daumenballen der patientenfernen Hand den Wirbel unterhalb der Blockierung über den Dornfortsatz nach kaudal fixieren. Die patientennahe Hand (Mobilisationshand) mit der Ulnarkante am Dornfortsatz des blockierten Wirbels anmodellieren.

Mobilisation

Aus gehaltener Vorspannung einen Zug nach kranial und ventral in Richtung Flexion durchführen.

Tipps & Fallen

Auf festen Tiefenkontakt achten, Die Kopfstellung während der Mobilisation nicht verändern.

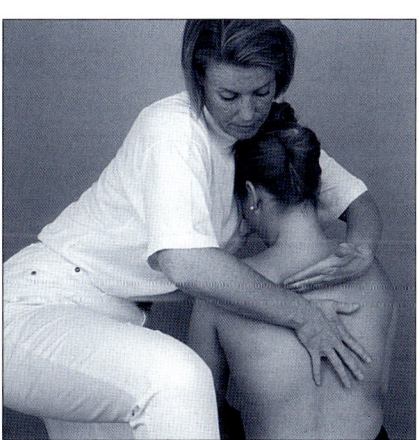

Abb. 9.13: Mobilisation der oberen BWS